国家出版基金项目
NATIONAL PUBLICATION FOUNDATION

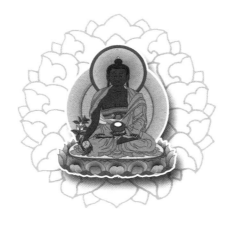

བོད་སྨན་ཚད་ལྡན་འབྱུང་རབས་དཔེ།

藏药古本经典图鉴四种

妙音本草

藏汉对照

白若杂纳　译著

毛继祖　　等译

青海人民出版社

图书在版编目（ＣＩＰ）数据

妙音本草/ 白若杂纳译著；毛继祖等译. -- 西宁：
青海人民出版社，2016.5（2020.4 重印）
（藏药古本经典图鉴四种）
ISBN 978-7-225-05056-0

Ⅰ. ①妙… Ⅱ. ①白… ②毛… Ⅲ. ①藏医—中草药
—图解Ⅳ. ①R291.4 -64

中国版本图书馆 CIP 数据核字（2016）第 099120 号

藏药古本经典图鉴四种（藏汉对照）

妙音本草

白若杂纳　译著　毛继祖　等译

出 版 人　樊原成
出版发行　青海人民出版社有限责任公司
　　　　　西宁市五四西路71 号　邮政编码:810023　电话:(0971)6143426（总编室）
发行热线　（0971）6143516/6137730
网　　址　http://www. qhrmcbs . com
印　　刷　青海西宁印刷厂
经　　销　新华书店
开　　本　787mm×1092mm　1/16
印　　张　14
字　　数　270 千
版　　次　2016 年 10 月第 1 版　2020 年 4 月第 5 次印刷
书　　号　ISBN 978 - 7 - 225 - 05056 - 0
定　　价　48.00 元

白若杂纳简介

白若杂纳，是 8 世纪中叶的藏族大译师，生于前藏尼木地方更加巴阁家中，故号巴阁。他是吐蕃赞普赤松德赞最初命藏族儿童出家时选拔的预试七人之一，并受赞普派遣前往天竺各地学习佛教经法，尤其在迦湿弥罗著名学者达瓦恩噶尊前听受了许多医学论著。返回吐蕃后，译有《六十如理论简说》和《无边光明佛号赞》等经论，还出色地翻译了多部著名医学典籍，译著有《甘露精义八支秘诀》《药诊诸种要诀》，并与摩诃衍那共同将汉文版的《月王药诊》翻译成藏文。此外，还撰写了《四续释难明灯》《词义注释》。他翻译的《妙音本草》，是藏医药学中的最早的本草专著之一，主要从药物的生地、形态、味性、功效、主治等方面记述了产于青藏高原的近二百种药物。白若杂纳对藏医药学的发展功绩卓著，在藏医药发展史上占有重要地位。

《妙音本草》翻译人员

顾　　问　卡　洛　牛多丹

译　　汉　毛继祖

参加人员　卢永昌　许生胜　达洛嘉　钱　帅

前　言

　　《度母本草》《妙音本草》《宇妥本草》三大本草，成书于公元 8 世纪中叶，是藏药最早的经典本草，早于《医学四续》。第司·桑杰嘉措著的《蓝琉璃》中说："《度母本草》《妙音本草》《宇妥本草》称为三大本草"，通称《图鉴》。三大本草是藏药最根本最古老的藏药本草图鉴。其后的所有藏药本草，皆是以这三大本草为基础撰著而成的。书中论述了药物的生地、形态、性味、功效等，并载有藏药方剂及其所治疗的疾病。

　　噶玛·让穹多吉著的《药名之海》，也是一部藏药经典著作，成书于公元 14 世纪初叶，书中论述了药物的性味、功效，是当时盛行的医书之一，后世医家多有引用。《药名之海》一书对药物进行了系统分类，《晶珠本草》对药物的分类也采用了这种分类形式，可以说该书是三大本草至《晶珠本草》之间承前启后的著作之一。

　　研究藏药应该识源识流，故将这四部典籍翻译出版，称为《藏药古本经典图鉴四种》。三大本草和《药名之海》的藏文原文，皆选自青海省藏医药研究所和《藏医药经典文献集成》编委会编、民族出版社于 2006 年 6 月出版的《藏医药经典文献集成》之第 40 集《草本药库》。《草本药库》对藏文原文进行了校勘，改正了错别字，并将改正后的字词加注在括号内。这次翻译的《藏药古本经典图鉴四种》（藏汉对照）中的藏文原文只用了校勘后的文本。

　　三大本草为同一时期的藏药经典，虽然各为独立的本草专著，但是有一些药物是相同的，汇集在一起显得有点重复。然而各书中所述的内容并不完全一致，有所偏重，汇集在一起，互为参照，更有意义。

　　三大本草和《药名之海》皆为七言偈颂体，通畅流利，易读易记。为了体现藏文原文的这些特点，译文也用七言偈颂体。但由于两种文字的差异和不同的特点，翻译要做到内容准确、语言规范、风格等同，并不容易。尽管方剂中药味的次序前后略有调动，还是只体现了节奏和谐，未能体现韵脚，不如原文那样流畅。

　　三大本草年代久远，书中使用的药名与现代藏药的药名很不一致，还有部分方言藻语，是翻译的难点。有些药名，未找到确切的对应称谓，曾经多次请问多位专家，见解不同，说法不一，只按一种说法译出，有待进一步考证。

　　三大本草中重复出现的一些药物，其生地、形态、功效等描述差别较大，按原文译出就出现了同名异物。

　　三大本草的藏文原文中没有药物图像，作为图鉴，显得美中不足，故在野外实地拍照，加配了彩图。由于条件所限，未能在野外实地拍到图片的，采用了标本图片，在此深表歉意。

　　《妙音本草》中有个别药物先后出现两次，好似重复，但药方的配伍和功效主治不同，故仍然保留。

　　由于多种原因，在《藏药古本经典图鉴四种》的翻译中，一些不足和错误在所难免，敬请读者指正。这套译本仅仅是抛砖引玉，祈愿引出晶莹美玉。

　　扎西德勒！

译　者
2014 年 10 月

ཕའ་ཡིག
目次

目次

目次

རྒྱ་གར་སྐད་དུ། བི་ཥ་བི་དུ་ཡུ་པ་དེ་ཥ་ན་མ། བོད་སྐད་དུ། སྨན་དཔྱད་ལྷ་ཚོགས་སྙིང་མན་ངག་ཅེས་
བྱ་བ། བཅོམ་ལྡན་སྨན་གྱི་བླ་བེཌཱུརྱ་འོད་ཀྱི་རྒྱལ་པོ་ལ་ཕྱག་འཚལ་ལོ། །ཐམས་ཅད་མཁྱེན་པ་ལྷ་ཡི་ལྷ་ཐུབ་
དང་། །འགྲོ་བ་ཀུན་གྱི་དེད་དཔོན་མཆུ་སྲི། །སེམས་ཅན་ནད་སེལ་དང་སྲོང་མཁས་རྣམས་ལ། །ཁྱུང་བདུད་
དང་བས་བདག་གིས་ཕྱག་འཚལ་ལོ། །རྗེ་སྲིད་འཁོར་བའི་སྡུག་བསྔལ་ནད་བསལ་ཕྱིར། །འཕགས་པའི་
ཕྱགས་རྗེའི་ཀྲིན་བསྐྲབས་ལས་བྱུང་བའི། །བདུད་རྩི་རར་ནུ་དམ་པ་རྙེད་པ་ཡིས། །ནད་རྣམས་བསལ་ཕྱིར་
གཉེས་པར་བྱིས། །བྲི་སྲོང་སྲེ་བཅན་བསྐྱལ་ནས་བེ་རོ་ཙ་ནེ། །བདག་གིས་བསམ་རྒྱ་ཆེར་བསྐྱེད་ནས། །རྒྱ་
གར་ཡུལ་ཁམས་ཀུན་ཏུ་དཀའ་བ་སྤྱད་པའི་ནོར་བུ་འདི། །བི་རེ་མཁས་པས་ཐོག་མར་དགེ་མཛེས་དག་ལས་
ཉེད། །ཕྱི་རབས་དོན་དུ་གདམས་ངག་འཕྱུང་དཔེ་གྱུད་དུ་བཀོད། །མན་ངག་ཡིན་པས་དུར་བུ་འཁྲིགས་སུ་
བྱུག །བཟེད་ཀྱིས་དགོས་པས་ནན་ཏན་ཡི་གེར་བྱིས། །ཤིན་ཏུ་དགོན་པས་སེམས་ལ་གཏེར་དུ་སྦོས། །གཉིས་
དང་གསུམ་ལས་སྟེས་ན་བདག་གཞན་ན་ར་ཀག །བཀྱུ་བྱིན་ལྷ་ཡི་དབང་པོས་གསུངས་པ་ཡི། །མན་ངག་བླ་
སྨན་བདུན་ལ་ཡོད་གྱུར་ཀྱང་། །མནང་བདག་ཆེན་པོ་ཁྱེད་ལ་བདག་གིས་གཏད། །

【译文】

梵语称《百夏百度乌巴德夏纳玛》，藏语称《药诊诸种草药医诀》。

向药师琉璃光王佛顶礼！向一切智天界之神顶礼！

向众生首领妙吉祥顶礼！向治众生病的仙人顶礼！

我自己身语意三门顶礼！为了永远消除轮回苦病，

正获圣心神力生的甘露，消除疾病而慎重作此卷。

在藏王赤松德赞催促下，白若杂纳我的思路大发，

远去游学天竺的各地区，经历千辛万苦求得此宝。

从比杰智贤大学者之处，最初得到善美真正道业，

为了留给后代有益教诫，不顾体弱劳累撰写图鉴，

因是秘诀所以段多密集，恐其遗忘认真编著成书。

因为此书世间非常稀少，所以深深藏在心库之中，

即使抄写发出两本三本，自己他人都要妥善保存。

帝释天王所赐教的秘诀，虽然只有七药师手中有，

我却献给您这位大领主（指藏王赤松德赞）！

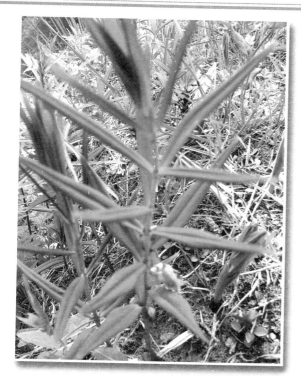

黄精　དིང་ཁྲི་བར་མ།

1．དིང་ཁྲི་བར་མ།

ཡོན་ཏན་བཅུད་ལྡན་ཤུན་དིང་ཁྲི་བར་མ་འདི། །ལོ་མ་ག་ཡུ་ཡི་ལེ་ཁྲི་འཁྲིལ་བ་འདྲ། །འབྲས་བུ་ཏྲི་རུའི་སྟེང་
པོ་འདྲ། །རྩེ་ནི་ཁ་ལ་བསྣར་ནང་བཅས། །དུས་སུ་བདུས་ལ་གཙང་བར་བྱ། །གདམས་ངག་ཤུན་པས་བསྐོལ་
བྱས་ན། །ཚོ་རིང་རྒས་སུ་སེམས་ག་འགྱུར། །རྒྱ་ཚོ་རྒྱམ་ནུ་ཚོང་ཞི་དང་། །ཁར་དཀར་པོ་སྦྱར་བྱས་ན། །
བད་ཀན་སྨུག་པོའི་ནད་རྣམས་འཇོམས། །པི་པི་ལིང་དང་ན་ལེ་ཤམ། །ཁ་ལ་ཤུང་དང་ན་བུ་རྣམས། །སྦྱར་
བས་བད་ཀན་རྒྱུ་པོ་སེལ། །ཁྲ་ག་དང་ནི་ག་ཡེར་མ་རྣམས། །སྦྱང་ཙི་དང་ནི་ཚ་བ་གསུམ། །ཁབ་ལེན་སྦང་
མ་རྒྱ་སྐྱེགས་དང་། །རྒྱམ་ཚ་དང་ནི་པཱ་ཊི་དང་། །འབྲི་མོང་དང་ནི་སྦུབ་ཀ་དང་། །ཁྲེ་ཚབ（ཞེས་པ་ནི་ཚ་
བ་ལ་མ་བཅོས་པ་གཏོང་བ་དང་། །ཤུང་བ་ལ་ཆུའི་ནང་བཙོས་ནས་ཁྲ་བ་རང་ཐིམ་བྱ་བ། །བཅུད་ལེན་ལ་
ར་འི་རོ་མ་ནད་དུ་བཙོས་ནས་ཁྲ་བ་རང་ཐིམ་བྱ་དགོས） དང་བཅས་པ་རྣམས། །ཞར་ཕྱིན་ཆང་དང་སྦྱར་བྱས་ནས། །
དགར་བསྲུང་སྐོམ་ཤའི་ཚོ་ཁ་བསྟེན། །ཁཉན་ནད་དང་ནི་འདྲིལ་གྱི་ནད། །དེས་ནི་རྒྱུ་ཡི་ལས་དུ་འབྲེལ། །བདག་
མེད་ག་ཞན་ལ་ཡོང་རེ་སྐྲ། །

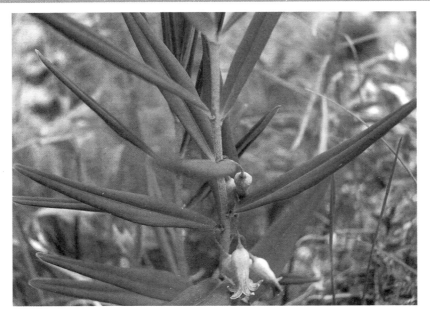

黄精　དྲང་ཁྲི་བར་མ།

【译文】黄精

八种功效之黄精，叶片如玉藤弯曲，果实如同珊瑚心，其味苦而有点涩；适时采挖洗干净，如同医诀煮制后，抗老延年明心神。配伍硇砂光明盐、寒水石和白蔗糖，治疗培根瘀紫症。配伍荜茇和胡椒、蛇床子和藏木香，治疗灰白培根病。配伍菥蓂和花椒、翼首草和三热药、磁铁石和孔雀石、紫草茸和光明盐、红花斑蝥铁线莲、绢毛毛茛草玉梅，再配经年好醇酒，忌用三白乳酪服，要用牛肉肉汤服，治疗瘟疫混合病，疾病引入水行道，对己对人定有益。

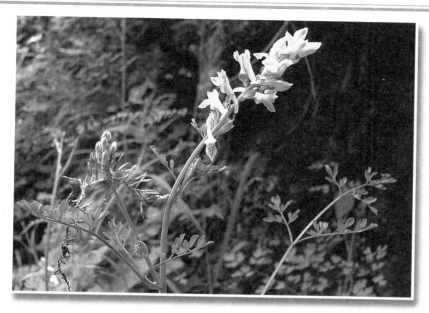

粗茎黄堇　 སྨུག་ག་བུར།

2. སྨུག་ག་བུར།

བྲག་ལ་སྐྱེས་པའི་སྨུག་ག་བུར། ཞེ་ཞིང་དུལ་བའི་མེས་བདུས་ཏེ། །སེར་གྱིས་མ་ཁྱེར་སྒྲིབ་ཀྲམས་ཁྲ། །རྒྱ་ཀྱེན་ཅེ་ལས་འཁྲུགས་ཀྱང་རུང་། །རྒྱ་ཚོན་ནང་དུ་བསྐོལ་བྱས་ནས། །ཁ་བུར་ཞིང་མངར་བདུབ་ལ་སྦྱར། །སྨན་རྫས་ཚབ་ཤུན་གཅིག་སྦྱར། །ཆད་རིགས་པ་སྦྱིའི་བུ་གར་འདེན། །སྨན་གྱི་ཐུན་ཡང་ཆེ་བར་ཇ། །ཧྱལ་བའི་དུས་སུ་མི་བྱེད། །ཀྱུ་གང་གུར་གུམ་ཀཱ་ར་སྦྱར། །སྦྲོ་མཚིན་སྦོད་ཀྱི་ཚབ་སེལ། །ཚབ་གསུམ་དང་སྤྲུབ་མ (སྨུ་སྤྲུབ་གའི་འབྲུ་ག) ཙོ་ཏུ་ག། བྲ་རས་དང་སྤྲུབ་སྐྲལ་རྣམས་སེལ། །རྒྱུ་སྦོས་དང་སྤྲུབ་གབག་ཚོག་སེལ། །རེ་རལ་དང་སྤྲུབ་དུག་རིགས་སེལ། །མེར་དགར་དང་སྤྲུབ་མཇེ་དང་ཤུ་བ་སེལ། །དྲི་ཆེན་དང་སྤྲུབ་འགོ་ནད་བསྲུང་། །འགོ་དང་ཡན་ལག་བྱུང་ལོག་གི། །ཀྲ་ནེ་ཆེ་ཆུང་གང་ཡང་རུང་། །རྒྱུ་མི་འཇིག་ཆིང་རྩ་ཆད་མཐུད། །ཁོང་དུ་བཏང་དང་རྩ་ལ་བཏབ། །ཏོ་སླ་ཐུན་ལས་ཀུན་ལ་སྦྱར། །འཇམ་བུའི་སྐྱིན་ན་སྐྱེ་བ་དགོན།།

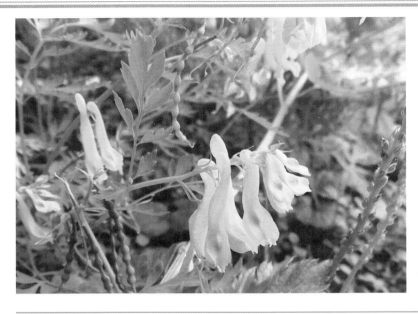

粗茎黄堇 ཕོ་བ་ལྲར།

【译文】粗茎黄堇

粗茎黄堇生石崖，温顺善良人采集，不要风吹要阴干。任何因缘紊乱症，
开水之中煎取汁，调入冰片甘草服，服药之后要发汗，汗孔引出诸热邪，
药方剂量要加大，有汗之时量不增。配伍竹黄和红花，再加白糖配成方，
治疗肺肝上体热。本药配伍三热药、草玉梅籽小米辣、再加红糖组成方，
治疗痞块和肿瘤。配伍草木樨组方，治疗喉蛾和疔疮。配伍贯众组成方，
治疗合成毒类症。白色酥油配成膏，治疗麻风黄水疮。人中黄药配成方，
预防瘟疫传染病；头部四肢和体腔，无论大小伤和疮，体腔内服外贴敷。
不生水害续断脉，药具五味配多方，世间生长很稀少。

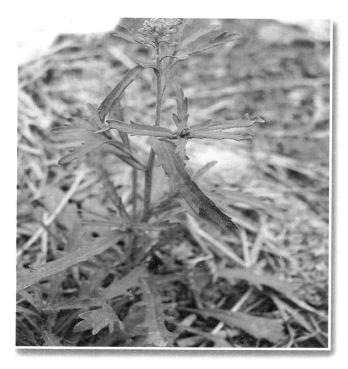

独行菜　དར་ཡ་ཀན་ཁྲག་ཁྲིག་པ།

3. དར་ཡ་ཀན།

དར་ཡ་ཀན་ཞེས་མིང་དུ་གྲགས། །མེ་ཏོག་དཀར་དང་མེ་ཏོག་དམར། །མེ་ཏོག་སེར་དང་མེ་ཏོག་སྔོ། །བསིལ་འཇོམས་རྩ་ལ་སྐྱེ་བ་ཡིན། །དཀར་པོ་འདི་དང་མི་འདྲ་མང་། །རེ་རེ་ལ་ཡང་ཡོན་ཏན་མང་། །ཕྱི་ཁྲུབ་སྐྱུར་ལུགས་བྲོགས་དང་མཐུན། །སྐྱ་ཁྲིད་ཤུག་གིས་བསྐྱུར་བ་ན། །བའི་བཀྲུ་རྩ་བཞིའི་ནད་རྣམས་ཐབ། །འདི་ནི་ཚད་པའི་བཙོས་ཐབས་ཏེ། །གཟེར་དང་ལུད་པ་གཏང་ལ་ཡང་། །ཧྱལ་འབྲིན་སེར་པོ་ཆ་བཞི་ལ། །འབྱིགས་བྱེད་སྔོན་པོ་ཆ་གཅིག་སྦྱར། །དར་ཚད་དཀར་པོའི་ཤུག་གིས་བྱབས། །ཁ་ར་དཀར་པོའི་རྩ་ལ་སྐྱེ། །གཟེར་འཇོམས་སྨན་ཕྱུན་གཅིག་གིས་མཆོག །ལུད་པ་སྐྲ་སོབ་རྩ་ཏུག་ལ། །ཁ་རམ་དཀར་པོ་བསྐྱུར་ལ་བཏང་། །གཞན་ཡང་རེ་ཐང་མཚམས་ཀྱི་ཚད་པ་ལ། །མཁབ་བས་དཔྱད་ལ་མ་ནོར་རོ། །ཚད་འཇོམས་སྨན་ནག་དགའ་དམར་པ་ཡིན། །རྒྱ་གར་ཡུལ་གྱི་ཐོག་སྲད་ལ། །དཀའ་བ་སྦྱངས་པས་བདག་གིས་སྙེད། །

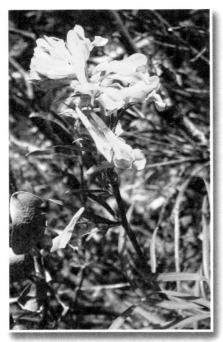
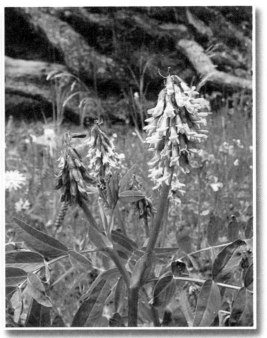

条裂黄堇 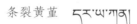　　　东俄洛黄芪 ནག་པོ་དར་ཡ་ཀན།

【译文】达尔亚干*

达尔亚干很出名，分为白红黄蓝花，生在阴凉山脚下，形似白花不同多，

各有各的味性效，普遍配法佐药同，改变引导催促药，可治四零四种病。

此药清除热症病，无论止痛和化痰，发汗黄花配四份，穿透蓝花配一份，

催促白花配一份，再加白糖为药引，止痛一剂就见效；化除白松泡沫痰，

改为红糖作药引；对于山原界热症，精明详察切勿错，清热秘诀为最上。

天竺地域之高岗，我历艰辛得此药。

★　本药有多种，即独行菜、条裂黄堇、东俄洛黄芪。此药多用条裂黄堇、东俄洛黄芪。

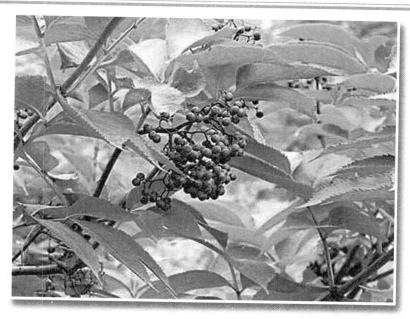

接骨木叶　ཀྱལ་པོ་དུ་ན།

4. ཀྱལ་པོ་དུ་ན།

ཀྱལ་པོ་དུ་ན (ཡུ་གུ་ཤིང་) བཤལ་ཡང་དྲོད་དུ་འགྱུར། །ལོ་མ་དུས་སུ་ལེགས་བཏུས་ནས། །ཁྲི་མ་ཞིབ་པར་བཏགས་པ་དེ། །དོམ་མཁྲིས་སྲུབ་མ་སྐྱེར་ཤུན་དང་སྦྱར་ན། །མགོ་བོ་ཇི་ཚམ་ཆག་པ་ཡང་། །རྨ་ལ་བཏབ་ལ་ཕྱི་ཚོས་སྲང་མ་ཆུ། །རྩ་ཆད་མཐུད་དང་ཀླད་རར་གསོ། །ཀྱལ་བསྐོལ་ན་མ་ཞུ་འཇོམས། །རྩ་བ་བཏུངས་པ་ལན་དུ་བསྐོལ། །ཁུ་བ་བཏུངས་ན་ཚོལ་སྐྲང་ཚོལ། །ཁྲར་དང་སྦྱར་གང་རྐྱེན་འཇོམས། །ཕོ་ཀྱུང་པོ་བའི་དྲོད་བསྐྱེད་ཟེ་ད་པ་ཡིན། །

【译文】接骨木叶

君王之药接骨木，虽然性凉可转温，适时采叶要阴干，仔细研成极细粉，
配伍熊胆草玉梅，再配小檗中皮粉，无论哪种头破伤，贴伤外敷热酒糟，
接续断脉愈脑裂，煎服治疗未消化。根子捣碎多煎煮，取汁内服消肿胀。
配伍红糖祛寒隆，胃阳弱小能提升。

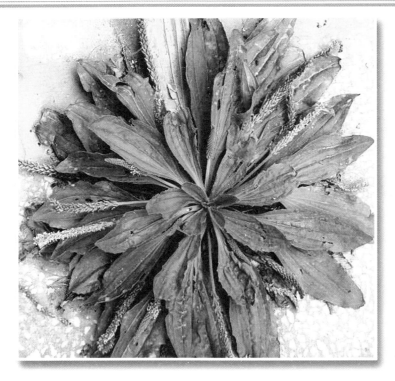

平车前籽　ཐ་རམ།

5．ཐ་རམ།

ཐ་རམ་འབྲས་བུ་ཁྲག་རྙིང་སྤྲིལ་པ་འདྲ། །ལོ་མ་དུ་རྒྱུའི་ཕྱག་ཤིང་འདྲ། །ཚོད་མ་བྱས་པས་བད་ཀན་དག
ལ་ཕན། །ཐ་རམ་ཤྲི་ག་ར་ཁྲག་དང་སྦྱར་བས། །མེས་ཚིག་དག་ལ་བསྐུས་ན་ཕན། །འབྲུམ་ནག་ལ་ཡང་ཕན
པར་འགྱུར། །ཟླ་མཚན་འབབས་པ་གཅོད་པར་བྱེད། །

【译文】平车前籽

车前籽似旧血沫，叶片铺地梗似杖。当菜能愈培根病。车前荜菱山羊血，
涂敷可治火烧伤，兼治天花和痘疹，月经滴沥亦能止。

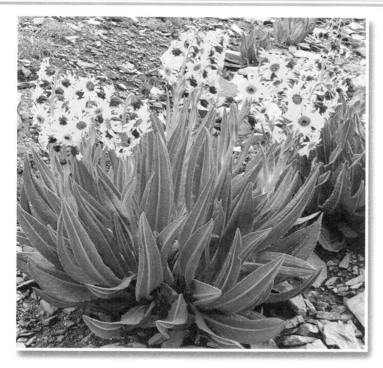

黄帚囊吾　　རི་ཤོ།

6. རི་ཤོ།

རི་ཤོ་ཚ་བ་སྐྱུགས་སུ་འགྲོ། །བད་ཀན་འཇོམས་པར་བྱེད་པ་ཡིན། །རྨ་ལ་བཏབ་ན་མྱུར་དུ་འཚོ། །རིམས་ལ་ཆུར་བཏབ་འཐུངས་ན་ཕན། །འབྲས་བུ་ཆུ་ལ་མྱུར་ན་གློ་ནད་སེལ། །

【译文】黄帚囊吾

黄帚囊吾根催吐，可以治疗培根病。涂敷疮伤速痊愈。调入水服治疫疠。
种子水服治肺病。

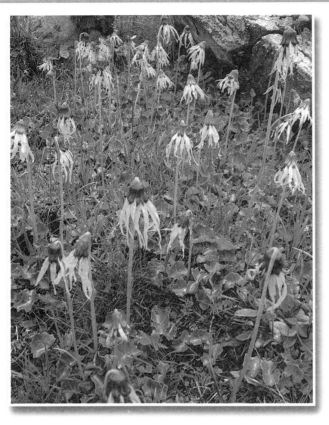

喜马拉雅垂头菊 སྣ་ཚོ་ལང་ཡུ་རིང་།

---

7. སྣ་ཚོ་ལང་ཡུ་རིང་།

 སྣ་ཚོ་ལང་ཡུ་རིང་（སྣ་རིགས་དགུའི་ནང་ཚན་མེ་ཏོག་སེར་ཞིང་འདབ་མ་ཁ་བའི་ཉ་བ་འདུ）ན་གར་སྐྱེ། ཆིག་ཐང་བད་ཀན་འཇོམས་ཤིང་ཞུ་རྗེས་བསིལ། རྨ་འདུབ་ཚ་ཁ་འཇོམ་ཅིང་ལ་མི་སྐོམ། རིམས་རྙིང་སེལ་ཞིང་རླུང་ལ་གནོད།

【译文】喜马拉雅垂头菊

喜马拉雅垂头菊,生在高山草甸上。单汤治疗培根病。化后性凉愈伤疮。

收敛脉口口不渴。治疗陈旧疫疠症,但对隆症有危害。

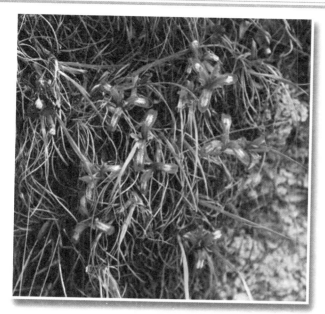

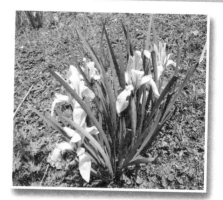

滩生马蔺　　ཆུ་བྱེས་མ།

岩生马蔺　　བྲག་སྐྱེ་བྱེས་མ།

山生马蔺　　བྱེས་ནོད།

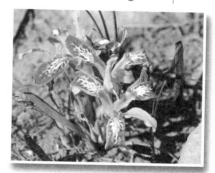

8. བྱེས་མ།

བྱེས་མ་ལ་ནི་རིགས་གསུམ་འབྱུང་། །གཅིག་ནི་བྲག་ལ་སྐྱེ་སྟེ་ས་ལ་ལྷུང་པ་འོ། །གཅིག་ནི་ཐང་མ་སྐྱེ་བྱེ་ཆུ་བྱེས་མ། །གཅིག་ནི་བྱེས་ནོད་རི་ལ་སྐྱེ། །ཚབ་བ་བརྡུངས་ཏེ་བཙིར་ནས་ནི། །མེས་ཚིག་ཆུ་ལ་བསྐུས་ན་ཕན། །སྐྲང་བ་དག་ལ་བསྐུས་ན་མཆོག་ཏུ་ཕུལ་པ་སྟེ། །ཚབ་བ་ཞིབ་བརྡུངས་སྦྲང་རྩི་དང་དང་སྦྱར། །ཁ་དང་རོ་ཞིག་ན་རོ་དག་ལ་ཕན། །

【译文】马蔺*

马蔺鸢尾分三种：一生石岩似稻秧，一生滩地为马蔺，一生高山山马蔺。
根子捣烂榨取汁，烫伤烧伤皆能治，涂敷肿胀有特效。根子捣细配蜂蜜，
能疗口腔之疾病，并治雀斑去死肌。

★　马蔺分为三种，即岩生马蔺、滩生马蔺、山生马蔺。

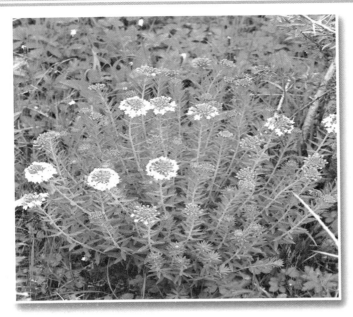

瑞香狼毒根　རེ་ལྕག་རྩ་བ།

9. རེ་ལྕག་རྩ་བ།

རེ་ལྕག་རྩ་བ་ཞིབ་བརྡུངས་ཏེ། །མར་དང་ཆང་གི་ནང་དུ་བཙོས། །དར་རས་རས་ཀྱི་ཆགས་ལ་བཙགས། །
ལྕེ་དང་ལྒང་པགས་དག་དང་སྦྱར། །ཁ་ཕར་བཏང་ན་ཁོང་པའི་གྲང་རླུང་སེལ། །སྲིན་དང་བད་ཀན་འཁྲིལ་
བ་དང་། །སྐྱུངས་འཁྲིག་པ་རྣམས་ཞོར་དུ་འཇོན། །

【译文】瑞香狼毒根

瑞香狼毒根捣细，酥油和酒之中煮，用绸或布过滤净，配伍舌与膀胱皮，

黎明前服治寒隆，治疗虫病培根病，泻泄蔓延引入渠。

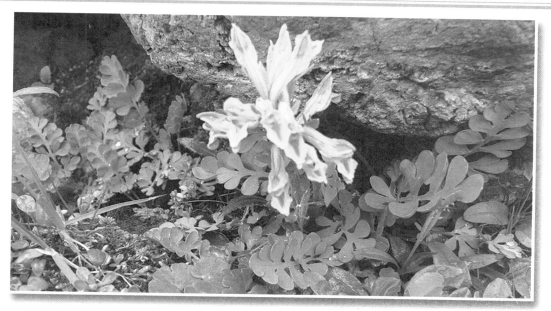

迭裂黄堇 ཀུ་དུས་པ།

10. ཀུ་དུས་པ།

ཀུ་དུས་པས་ནེ་ཤ་ཡེ་ཁབུ་གསོ། །མིན་གཏོང་ཆུ་ལ་འཇིན་པའི་མཆོག་ཡིན་ནོ། །

【译文】迭裂黄堇

迭裂黄堇生新肌，断除疤疣敛脉口。

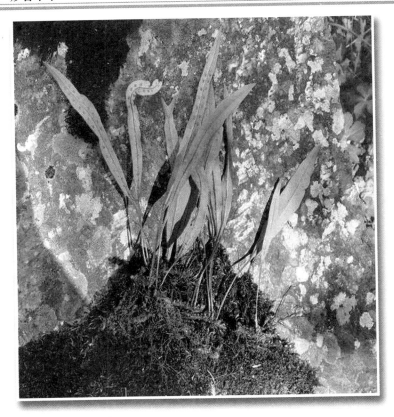

瓦韦　ཐབ་ཁྲོམ།

11. ཐབ་ཁྲོམ།

ཐབ་ཁྲོམ་དང་ནི་འབྲི་མོག་དང་། སྲོ་ལོ་ཡུགྱལ་སྤྲི་ཞུར་ལྔ། ཁྱང་ལོག་རྟོད་དུ་ཀ་བྱུང་སྟེ། སྲོ་སྲེིང་ཚ་བ་སྐྱེས་པའམ། ཁྲག་བསྟོད་ཚ་ལ་གཟེར་ཀུན་སེལ། ཁྱད་པ་ཁྲག་རྣག་ཐོང་བ་བསྒྱུར། །

【译文】瓦韦

瓦韦紫草绿绒蒿、无茎芥秦皮五药，治疗胸腔之伤疮、肺心生热和脉漏、
脉络一切疼痛病，可疗痰中带脓血。

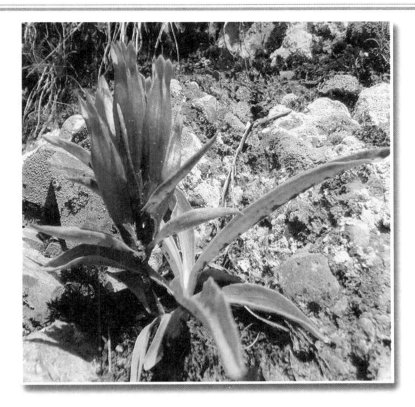

黑秦艽　བོང་རྩི།

12. བོང་རྩི།

བོང་རྩི（ཀྱི་ལྕེ་ནག་པོ）པས་ནེ་རྣ་ཡི་གཞེང་ཚག་སྐེམས་ཤིང་གསོ། །ན་རམ་ཟར་མ་ཞི་བཙོས་དག་ལ། གདག། །ཚ་གྲང་གང་ཡང་འཁྲུ་བ་གཙོད་པར་བྱེད། ལོ་ཕོམ་ཤུབྱུལ་ཁག་ཀཱང་གསུམ། སྦྱར་བས་མཆིན་པའི་ཚད་པ་སེལ། །ལྕང་མ་རེ་ལྕག་མེ་ཏོག་དང་། །རྒྱུ་ཚྭ་ཐང་དུ་བཏང་བས་ཆུ་ཟྲི་སེལ། །

【译文】黑秦艽

黑秦艽干疗湿疮。配伍胡麻大车前，调入煮酪腹中服，任何寒热腹泻止。

茛菪黄连绿绒蒿，配伍内服清肝热。柳皮瑞香狼毒花，硇砂汤服治尿濇。

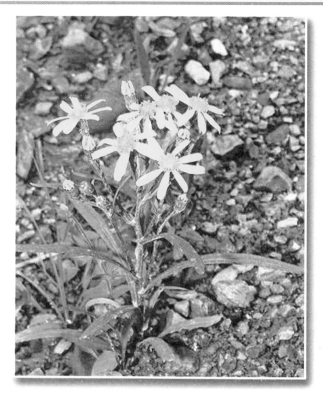

天山千里光　 མེ་ཏོག་སྲ་ཆུང་བ།

---

13. མེ་ཏོག་སྲ་ཆུང་བ།

ཆུ་འགྲམ་ནས་ལ་སྐྱེས་པའི་མེ་ཏོག་སྲ་ཆུང་བ། །ཤ་དུག་ནད་རྣམས་ཕྱིར་དུ་འདེད་པར་བྱེད། །མཁན་ཀྱིའི་ལོ་མ་བཙན་པ་དང་། །སྐྱག་དང་ཞུ་མཁན་བཟས་པ་བཅུག །རྩི་ལྩང་སེར་དཀར་ལོ་མ་བསྐ། །ཁུ་བ་བསྲེས་པ སྦྱུན་གཅིག་འཁྱུད་ཏ་ལ་བཅུ། །འབྲས་སྤོབས་ཆེ་ཆུང་དང་སྦྱར་ལ། །ཆུང་ན་དྲོད་མེ་གཏང་པར་བྱ། །ཙ ཆེན་ཆད་པའི་མངལ་སྐུག་དང་། །བད་ཀན་མཚོ་རལ་གློ་ཏོལ་དང་། །སྣ་ཁྲག་ཆུང་བ་ཆད་པར་བྱེད། །

【译文】天山千里光

所说天山千里光，生在水边青草地，能治食肉中毒症。大籽蒿叶紫草茸、
山矾叶混合罨疗。黄白达江叶煎煮，汁液混合服后眠，结合体力大小服，
体力小时生体阳，治疗便秘子宫垂、培根败坏肺裂穿，并且能止鼻流血。

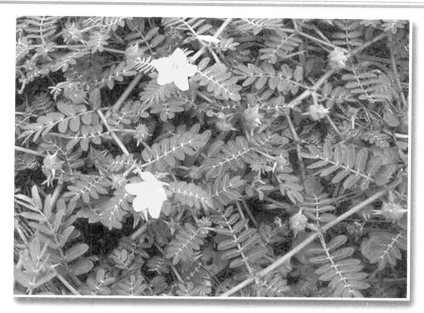

蒺藜　གཟེ་མ།

---

14. གཟེ་མ།

གཟེ་མ་རོ་ནི་དྲི་ཞིང་འཇམ་ལ་རྩུབ། །འབྲས་བུ་དྲོ་ཞིམ་སྐམས་པས་རླུང་དང་གྲང་བ་དགའ་ལ་ཕན། །རྩ་བ་ལྔ་ཡི་དྲོད་ཡིན་ཏེ། །ཀླད་པ་དག་ལ་བསྐུས་ན་ཕན། །ཆང་དུ་བྲས་ན་ཚེར་གྲུམ་འཕྲུ་བ་དོ། །

【译文】蒺藜

蒺藜味香并和润，果实性温香而燥，有益隆病和寒症。五根药中为热药，
涂敷脑部很有益。泡酒治疗骨风湿，并且治疗热腹泻。

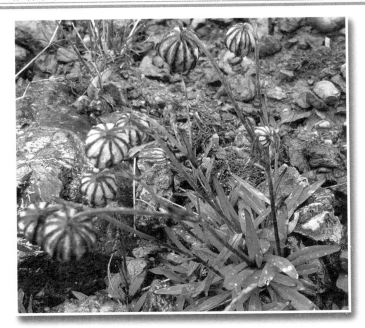

乌奴龙胆之一种　ཐེང་བྱ་ཁྱུང་།

15．ཐེང་བྱ་ཁྱུང་།

ཐེང་བྱ་ཁྱུང་（གང་ག་ཆུང་）དང་ནི་རེ་རལ་དང་། །སྦྱར་བས་མཚིན་པའི་དུག་ཐབས་དང་། །སྒྲོ་བའི་
དུག་ཐབས་དང་། །ཚད་རོ་ཐེང་པ་ཀུན་ཐོན་པར་བྱེད། །ཐེར་མོ་བྱ་ཁྱུང་ཤ་ལ་ཡུ་རིང་དང་། །ཐྱེལ་ཤིང་སྲང་
རྒྱན་ནེ་ཆོད་སྲང་རྩི་རྣམས་ཀྱིས་ཤ་དུག་དང་ཤ་ནད་ཀུན་གསོའོ། །

【译文】乌奴龙胆之一种

乌奴龙胆藏贯众，配伍治疗肝中毒、肺中毒和宿热症。配伍钩藤藏贯众、
垂头菊和野蔷薇、石榴龙胆翼首草，治疗肉毒和肉病。

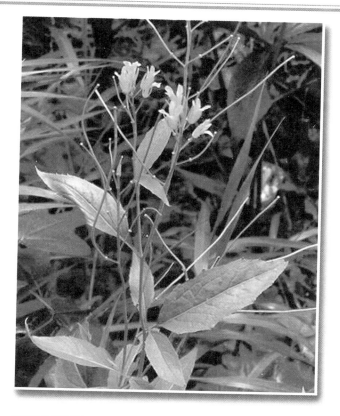

垂果蒜芥　སྒོང་ཐོག་པ།

16. སྒོང་ཐོག་པ།

སྒོང་ཐོག་པ་ཡི་ཁབ་གིས་ནི། །ཁ་རྩ་རུས་རྩ་ཀླད་རྩ་དང་། །ཀང་གི་རྩ་ཆད་མཐུད་པར་བྱེད། །འོལ་མོ་ས་དང་བྱི་དུང་ག །ཕྱེར་མོང་དགར་པོ་དང་སྤྱར་བས། །ཤིན་ནད་ཨ་ལུས་ཤེལ་བར་བྱེད། །འབུན་བུ་དམར་པོས་རྒྱ་མ་ན་བ་དང་། །ཇེའུ་བུ་བེལ་ལུགས་འཆུ་བ་ཅན། །དུག་སྨན་ཀུན་གྱི་གྲོགས་སུ་འགྲོ། །

【译文】垂果蒜芥

垂果蒜芥独味汤，接续肉脉和骨脉、脑脉股脉等断裂。配伍鬼臼酸藤果、小香薷等组成方，可治一切微虫病、天花痘疹小肠痛，以及腹泻带黏液。治疗毒症佐助药。

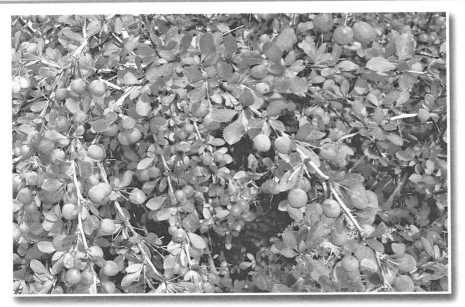

小檗籽　ཀྱེར་བའི་འབྲས་བུ།

17. ཀྱེར་བའི་འབྲས་བུ།

ཀྱེར་བའི་འབྲས་བུ་རོ་ནི་བསྐ་ལ་རྣོ། །ནད་ཀུན་ཡང་ཏུར་སྟེ་པོ་བའི་མེ་དྲོད་བསྐྱེད། །ཟས་འཇུ་ཡི་ག་འབྱེད་པར་བྱེད། །ཆུ་སྲི་བ་ལ་ཆུ་བསྐོལ་སྦྱར་བ་བླུད། །མིག་སེར་བ་ལ་སྦྲང་དང་སྦྱེ་གུ་བྱས་ན་ཕན། །ཁྲག་མིག་ལ་བཏབ་ལ་ལོང་བ་འབྱེད། །མཆིན་པའི་རྩ་འགགས་ཀླུ་མཚན་འཛག་ལ་ཕན། །

【译文】小檗籽

小檗籽味涩性锐，适合诸病生胃阳，消化食物能开胃，开水煎服治尿濇。

配伍蜂蜜制成膏，可治眼睛发黄病。制成眼膏涂眼睛，能疗眼疾开眼盲。

兼治肝脏脉闭结，妇科月经滴沥症。

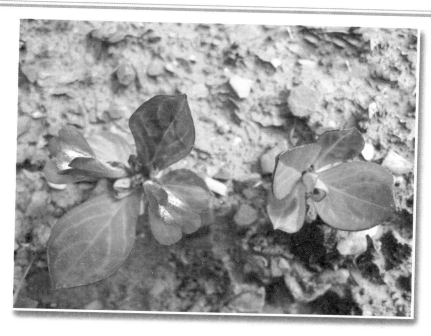

肉果草　བྱ་རོག་ཉོར་བ།

18. བྱ་རོག་ཉོར་བ།

བྱ་རོག་ཉོར་བུས་རྨ་རྣམས་འཚོ། །བསྲེགས་པའི་ཐལ་བས་མར་དང་སྦྱར་བྱས་ནས། །ཁྱགས་པས་རོ་དང་
འཇམ་སློགས་འཛོམས།།

___

【译文】肉果草

肉果草疗治伤疮，烧灰酥油配成膏，涂治癞疮光滑肤。

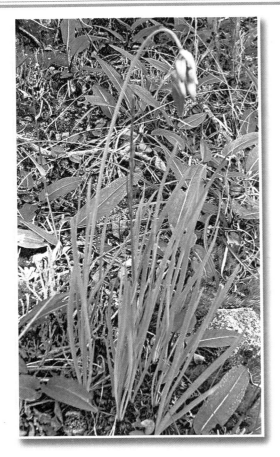

大花韭　རྒྱ་བ།

19. རྒྱ་བ།

རྒྱ་བ（སྐྱོག་རིགས་བདུན་གྱི་ནང་ཚན་རེ་སྐྱོག་སྟེ། ལོ་མ་མཐུག་ལ་རིང་བ། མེ་ཏོག་དམར་པོ་འཁྲས་པ་ཟླུམ་པོ་ཞིག་གོ）སྨུག་པོ་རོ་ནི་ཁ་ཞིང་ཚ། རྨ་ཡོད་ཁོང་དུ་བཏང་ན་རྒྱ་སེར་རྣག་ཁྲག་འབྱིན། ཕོ་མཚིན་མཁལ་སྐྱེད་ན་བ་དང་། སོ་ལ་རླུང་སྲིན་ན་བ་དང་། གྲོས་རྒྱུ་བྱེད་ལ་དོད་ཆུང་དང་། ཟས་འཇུ་དཀའ་དང་པོ་བའི་རླུང་སྲིན་ལ། བཏུང་བསྐོལ་བ་ལ་བཏང་ན་ཕན། གོས་ནི་དྲོ་བ་ཤིན་ཏུ་གཅེས།།

【译文】大花韭

大花韭味苦而辛，如若疮伤内服时，可排黄水和脓血。无论胃肝腰肾痛，
并治牙齿风虫痛、腹胀自汗胃阳弱、食物难化胃隆虫，煎汤内服皆能愈，
衣被保暖很重要。

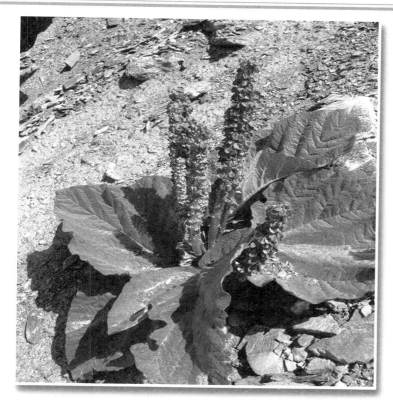

穗序大黄叶　ཆུ་ལོ།

20. ཆུ་ལོ།

ཆུ་ལོ་（ཆུ་རྩའི་ལོ་མ་）བཙིར་བའི་ཁུ་བ་ནི། །མིག་ཏུ་བླུགས་ན་ལིང་ཐོག་ཐབ། །འཇར་བ་དག་ལ་ལུམས་
བྱས་ན། །ཐོགས་པ་མེད་པར་ཞི་བར་འགྱུར། །

【译文】穗序大黄叶

穗序大黄叶榨汁，滴眼可治眼白翳。用此罨浴瘊疣时，即可平复能如初。

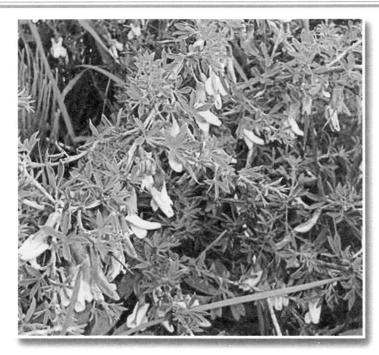

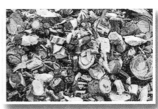

短叶锦鸡儿根　ब་མོ།

21．ब་མོ།

ཉེན་ལོང་བ་མོ་གཅིག་འབྱིན་གི། ཚ་བ་བསྐོལ་ལ་ཞུ་བ་བཞུ། སྡོན་བ་ཀྱི་ཀྱི་གཉིས་བཏབ་ལ། ཆུང་ཟད་མནན་པས་ལྷུང་གྱུར་ན། དུག་ནད་གསར་རྙིང་མེད་པ་དང་། ཕོ་བ་གྲང་བ་ཚ་འགགས་དང་། ཐུམས་ཅད་བཤལ་ཏེ་སོས་པར་འགྱུར། རྗེས་ཀྱང་གནན་དང་འདྲ་བ་ཡིན། །

【译文】短叶锦鸡儿根

药说短叶锦鸡儿，长在向阳山谷中，茎干单一并且直，挖根煎熬取其汁，
调入秦艽蓝钟花，略微放置发酵时，新旧毒症皆能除，祛除胃寒通尿闭，
一泻诸病皆痊愈，断除后遗同他法。

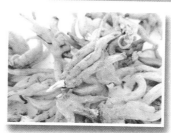

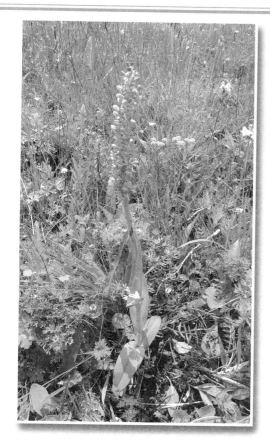

佛手参　དབང་པོ་ལག་པ།

22．དབང་པོ་ལག་པ།

དབང་པོ་ལག་པའི་རོ་ནི་མངར་ལ་སྟེ། །ཞིང་དང་ཆུ་མིག་འགྲམ་ན་སྐྱེ། །སྐམ་ལ་སྐྱེས་པའི་མེ་ཏོག་བེ་སེར་པོ། །ཚ་བ་མེ་ཡི་ལག་པ་འདྲ། །སོར་མོ་བཞི་གསུམ་ལྔ་པ་ཡོད། །དེ་ཡི་ཚ་བོ་མ་དང་སྦྱར་ཟོས་གྱུར་ན། །མཁལ་ནད་ཀུན་ལ་ཕན་པར་འགྱུར། །སེམས་གསལ་རོ་ཙ་སྤོབས་ལྡན་འགྱུར། །ཕྱེ་མ་མིག་ལ་བཏབ་ན་ཝ་བས་ཕྱིད་ལ་ཕན།།

【译文】佛手参

味甘性腻佛手参，生在沼泽泉水边，旱地生者花黄色，肉根如同人手掌，

手指分为三四五，根与牛奶配伍食，可疗一切腰肾病，神志清爽阳力强，

细粉贴眼疗雪盲。

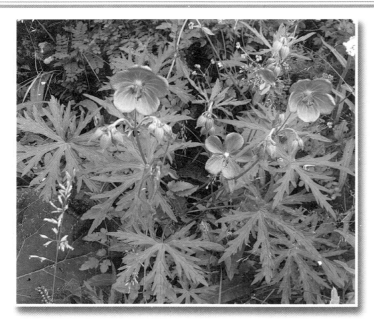

巴塘老鹳草　ར་སྦྱོར་ཆེན།

23. ར་སྦྱོར་ཆེན།

ར་སྦྱོར་ཆེན（སྦྱོར་རས་ཕྱུག་རྡོ་རྗེ་མཆུ་ཞེས། རོ་བསྐ་བ། ཨ་རུའི་ཚབ་ཏུང་སྦྱོལ་འདུག）རོ་ཁ་ཡིད་ཙམ་ མངར། ། མེ་ཏོག་སྨུག་སེར་རྒྱ་པོར་བཀག་པ་འདྲ། ། ལོ་མ་མེ་ཏོག་ཁྲུད་མེད་ཕྱེ་མ་བྱ། །བསྐོལ་ཐང་བཏུང་ན་ གཟེར་འཐབ་དང་། །རིམས་རྙིང་རིག་གྲུམ་མིག་ཆུ་ཕོར་བ་དང་། །ཆུང་ལག་ཆུ་སེར་བབས་པ་དང་། །སྒྲོ་གན་ བ་དང་བྲང་རྒྱབ་གཟེར་བ་དང་། །གདོང་སྐྲངས་པ་དང་སྦོད་མཛིང་པ་ན་ལ་ཕན། །གོས་ཀྱིས་ཁྲིབས་ལ་ཧྲལ་ ཡང་དགུན། །སྨན་ཞུན་བྱར་ནས་ཟོས་གྱུར་ན། །གཅོང་རྙིང་བུ་མེད་མཁལ་ནད་དང་། །གཟེར་དང་ཆུ་སེར་ ནད་ལ་ཕན། །

【译文】巴塘老鹳草

药说巴塘老鹳草，其味苦而有点甘，花朵紫黄似木碗，叶片花朵共研末，
煎汤内服止刺痛，治疗陈旧疫疠病、痛风风湿流眼泪、黄水下落手和足、
日久肺病胸背痛，面肿脖子特别痛，服后盖被要出汗。制成药糊服用时，
可治痼疾无子病、肾病疼痛黄水病。

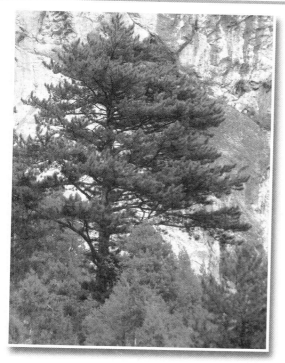
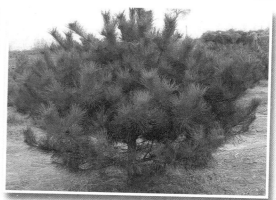

油松　ﾏﾞﾗﾟﾗﾟﾟﾟ

24 . ﾏﾞﾗﾟﾗﾟﾟﾟ

ﾟﾟ

【译文】油松

油松状如灵宝塔，针叶状如碧玉云，叶心状如钳子嘴，味涩性温干而糙。
自身功效能下泻，煎汤内服治水肿。若配酥油内服时，治疗多痰气不顺。

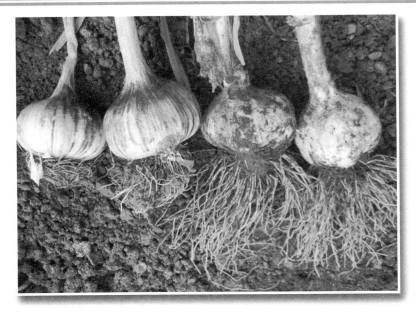

大蒜　ས྄ྒོག་སྐྱ།

---

25 . ས྄ྒོག་སྐྱ།

ས྄ྒོག་སྐྱ་ཕྱེམ་ཕྱེམ་བཏུངས་པ་ཆུ་དང་མར་དུ་བསྐོལ། །ཆུ་རུ་མར་དེ་ལུས་པ་དང་། །ཟན་པར་ཟོས་ན་ཁྲི་
ས་འགགས་པ་དང་། །ལྷོང་ལ་ཕྲིན་ནི་ཞུགས་པ་དང་། །མཆིན་པར་གྲང་སྐྱེས་ཀུན་ལ་ཕན། །དུག་དང་མཁལ་
རྐེད་ན་བ་དང་། །མཆིན་པའི་ནད་དང་གྲང་ནད་དང་། །རླུས་མི་འཇུ་དང་རླུན་ནད་དང་། །ཕྲིན་གྱི་ནད་
དང་གྲང་འཁྲུ་ལ། །བཏུང་བཙགས་ཉན་པར་བཏང་ན་ཕན། །རླས་ཀྱི་རྡོང་བག་དག་ཏུ་བཏང་། །ས྄ྒོག་
པའི་ཆབ་ཤད་ཤད་པོ། །བཙོས་ཏེ་བཏགས་ལ་ཆང་དང་སྦྱར། །ཞན་པར་བཏང་ན་ཕྲིན་མར་འབྱུང་། །ས྄ྒོག་
སྐྱ་རྡོག་གཅིག་ཞིབ་ཏུ་བཏུངས། །ཕྲིན་མ་ཆང་དང་སྦྱར་ལ་ཏེ། །བཏང་བས་ས྄ྒོས་པའི་ནད་ལ་ཕན། །

【译文】大蒜

大蒜剥皮捣成泥，配水酥油同煎熬，酥油溶在蒜水中，每天适当服用时，
可治便秘大肠虫，并且可防肝生寒。对于毒症腰肾痛、肝病寒症食不化、
风症虫症和寒泻，捣细滤汁晨服益。进食生温宜常食，蒜瓣粒粒剥干净，
炒熟捣细酒作引，早上服用下肠虫。独头大蒜捣成泥，与酒配伍内服后，
可治一切肿胀病。

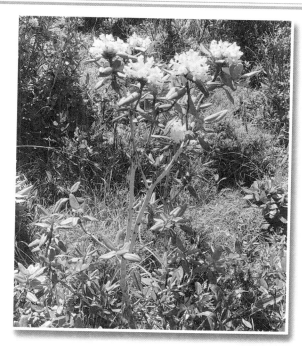

烈香杜鹃叶　　བལ་བུའི་ལོ་མ།

26．བལ་བུའི་ལོ་མ།

བལ་བུའི་ལོ་མ (ད་ལི་དཀར་པོའི་ལོ་མ) དྲོ་ཞིང་འཇམ། །རང་གི་ནུས་པས་སྐད་འགགས་སེལ། །ཕོ་བ་རིལ་དང་པི་པི་ལིང་། །ཁ་ནུ་བཅའ་སྒ་སྐྱིང་སྒ་དང་། །ཀཱ་ར་སྦྱར་ནས་བཏུང་གྱུར་ན། །གློ་དང་རིམས་དང་ཕོ་བའི་ནད། །ཆམ་པ་རྙིང་པ་ཀུན་ལ་ཕན། །ལུས་ཁྲུས་ཀུན་ལ་བསྡུགས་པ་ཡིན། །བལ་བུ་མི་གཅིན་དག་ཏུ་སྦང་། །བཏུང་བས་ཤ་སེར་མིག་སེར་སེལ། །

【译文】烈香杜鹃叶

烈香杜鹃叶温和，自身功效治音哑。配伍胡椒头花蓼、荜茇生姜藏木香，
再配白糖内服后，可医肺病疫疠病、日久感冒和胃病，罨浴诸病有良效。
小叶杜鹃童便浸，内服可治肌目黄。

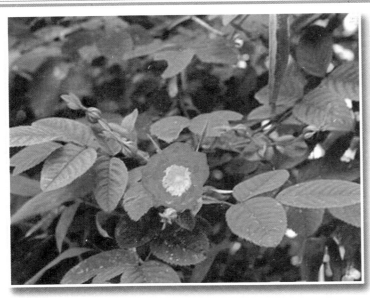
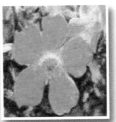

钝叶蔷薇　 སེ་རྙོད།

---

27. སེ་རྙོད།

སེ་རྙོད་རོ་ནི་དྲོ་ཞིང་སྐམ་ལ་འཇམ། །སྦྱོར་བའི་གྲོགས་དང་ཁྲག་རྣག་སྐམ་བྱེད། ཁན་སེལ་ཡི་ག་འབྱེད་ཅིང་རིམས་རྙིང་དང་། །བད་ཀན་ནད་རྣམས་ཐུར་དུ་འཇེན། །

【译文】钝叶蔷薇

钝叶蔷薇温燥和，配伍佐药干脓血，开胃兼治培根病，并且治疗旧疫疠，
还能下导培根病。

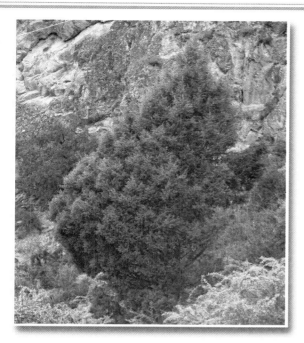

高山柏　ཤུག་པ་སྣ་མ།

28. ཤུག་པ་སྣ་མ།

ཤུག་པ་སྣ་མ་བདུད་རྩི་ཆེལ་པ་ཅན། །ལུམས་རྣམས་ཀུན་གྱི་ཁྲོད་དུ་འགྲོ། །སྐྲངས་དང་ཞིམ་པོ་འདུལ་
བའི་མཆོག །ཆུ་འབྱིན་པ་ལ་ཤུག་པའི་ལོ་མ་དང་། །སྤྲུ་དཀར་མཁན་དཀར་མཚེ་དང་ནི། །སྲན་མའི་མེ་
ཏོག་དང་བཙས་བཙོ། །དེ་ཡིས་བདུགས་ན་ཆུལ་ཡང་འབྱུང་། །དེས་ནི་རིམས་རྙིང་རུས་ཞེན་དང་། །མཆིན་
ནད་དཀུན་ཞ་པོ་དང་། །བདེ་ཞིང་རང་བའི་མཆོག་ཡིན་ནོ། །

【译文】高山柏

高山柏叶具甘露，宜入一切罨浴药，消除肿胀和麻木。高山柏叶发汗用，
配伍独活大籽蒿、麻黄豆花共同煮，用此熏罨汗即出，治疗旧疫和骨疼、
肝病残废佝偻病，安康满意最为妙。

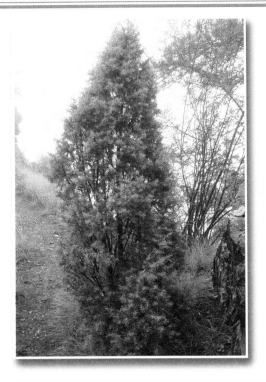

刺柏　ཤུག་པ་ཚེར་མ་ཅན།

29. ཤུག་པ་ཚེར་མ་ཅན།

ཤུག་པ་ཚེར་མ་ཅན་གྱིས་ནི། །ཆུ་འབགས་ཚ་བཀལ་འབྱིན་པ་ཡི། །ཤུག་པ་ཚེར་མ་ཅན་དང་ར་དུག་
དང་། །སྤང་སྤོས་རེ་རུ་བཞི་ནི་སེར་ཚམ་བསྲེ། །ར་ཡི་འདྲེ་ (ར་ཡི་རྫོངས་སྤུ) དང་ལྷ་ཡི་མཐུན། །ཐུར་མགོ་
རེ་རེ་གཏང་བར་བྱ། །ནན་ནད་བྱུང་ན་བག་ཚམ་བཞག །ནན་བཏང་རྗེས་ལ་སྐྱར་ན་ཕུག །ཆུ་སྐྱུག་སྐྱིགས་
བུ་མང་བ་ཡིན། །དེ་ལ་དོམ་མཁྲིས་ཞད་ཚམ་བཏང་། །ཁྲིད་དང་རོ་ནི་སྐྱོ་བ་བཏང་། །དེས་མི་ཕུབ་ན་རྒྱུ་ཚོ་
བཏང་། །ཁྲོག་པའི་སྨན་ལ་མཆོག་ཏུ་བཀད། །སྐམ་ཟས་མ་བསྲུང་བཤལ་ལ་བརྟེན། །

【译文】刺柏

若说刺柏之功效，利尿通便药中药。刺柏赤芍和甘松、山骨四药略炒黄，

山羊阴毛等份配，每天内服一药匙，若现过敏暂停服，服药之后能疗疾；

酸水呃逆多种病，稍加熊胆效更佳。麻木僵直服药糊，此方无效加硇砂，

治疗疔毒最有效，勿忌干食进凉食。

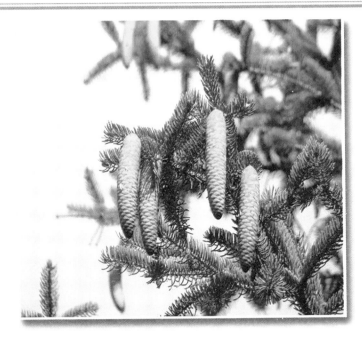

云杉籽　ཐང་ཤིང་འབྲས་བུ།

---

30. ཐང་ཤིང་འབྲས་བུ།

ཐང་ཤིང་འབྲས་བུ་རོ་ཞི་དྲོ་ལ་སྐམ། ཟོས་ན་ས་པོན་བསྐྱེད་པར་བྱེད། །སྟར་བུ་དང་བཅས་ཟོས་པ་
ནི། །ཁྱུད་པ་རྣག་ཁྲག་འཇོར་བ་སེལ། །ཁྲ་བར་བཏབ་ན་འཕུབ་པར་བྱེད། །ཐང་ཆུམ་སེར་ཀ་གསོ་བར་བྱེད། །
སྙད་པ་དང་ནི་གློ་ནད་ལ། །སྦྲང་དང་རྒུན་འབྲུམ་གསུམ་དུ་སྦྱར། །ཟོས་ན་ནད་དེ་ཞི་བར་བྱེད། །

【译文】云杉籽

云杉之籽性温燥，进食能够增精液。配伍沙棘果食用，治疗痰涎混脓血，
撒敷疮伤能愈合。杉脂能够平皲裂。对于脑病和肺病，蜂蜜葡萄三药配，
内服之后其病消。

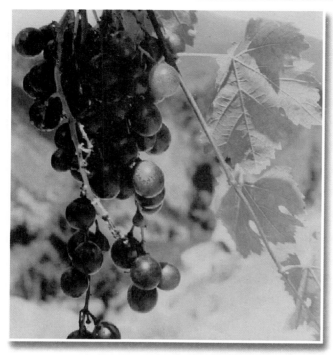

葡萄　རྒུན་འབྲུམ།

31．རྒུན་འབྲུམ།

རྒུན་འབྲུམ་ལུང་ཐང་སྨིན་པ་འདྲ། རོ་ནི་མངར་ཞིང་ཡིད་ཆམ་སྐྱུར། རྒུན་གྱི་རུས་པས་འཁྲུ་བ་གཅོད། རྒུན་གྱི་ཤ་ཡིས་འཁྲུ་བར་བྱེད། །ཀླད་དང་རིམས་དང་མཚེར་བའི་ནད་ལ་ཕན། །རྒུན་ཆང་སྟོབས་ཤིང་ལུས་པོ་བདེ། །ཆུ་ནང་སྦྱངས་ན་བྱིས་པའི་ཀླད་ནད་སེལ། །

【译文】葡萄

葡萄似熟无患子，其味甘而稍带酸，葡萄籽能止腹泻，葡萄肉能腹下泻，
有益脑病疫疠症，并且可治脾脏病。葡萄酒平身体爽。葡萄浸水取汁液，
能疗少儿之脑病。

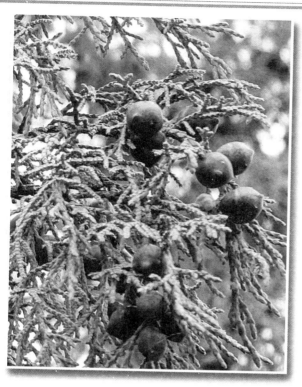

圆柏果　རྒྱ་ཤུག་འབྲས་བུ།

32．རྒྱ་ཤུག་འབྲས་བུ།

རྒྱ་ཤུག་འབྲས་བུ་རོ་ནི་དྲོ་ཞིང་རླན། །གློ་མཆིན་མཁྲིས་པའི་ནད་རྣམས་ཀུན་ལ་ཕན། །ཞིས་གསུངས་
བཤིལ་བའི་མཆོག་ཡིན་ནོ། །

【译文】圆柏果

圆柏果性温而湿，可治一切肺脏病，并且能疗肝胆病，称为凉药上品药。

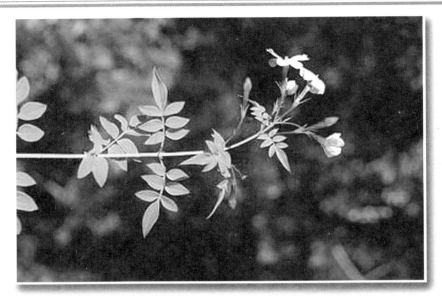

素方花　སྤྲ་ལྕུམ་མ།

33. སྤྲ་ལྕུམ་མ།

སྤྲ་ལྕུམ་མ་ནི་སྡོང་པོ་གྲུ་བཞི་ཐིག་ཤིང་འདྲ། །སྟེང་སྲོལ་ཕུར་མོ་ལོ་མ་དང་། །སྐྱི་བའི་འབྲས་བུ་སྦྱར་ན་
ཕྱིན་ནད་སེལ། །

【译文】素方花

所说药物素方花，茎干方形似戒尺，牛尾蒿叶和甘松、沙生槐籽配成方，
功效治疗诸虫病。

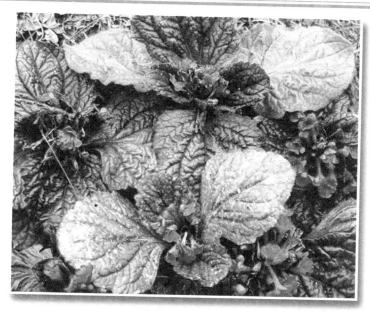

美花筋骨草　ལྱང་གི་རྟ་ཞྭགས།

34．ལྱང་གི་རྟ་ཞྭགས།

ལྱང་གི་རྟ་ཞྭགས་རོ་ནི་དྲོ་ཞིང་འཁྲུ་བ་གཅོད། །ལོ་མ་བཏངས་པ་རྨ་ཁར་སྦྱར། །རྨ་ཁ་རློན་ཞིང་འཚོ་བ་འདྲུབ། །ཟླ་མཚན་འགགས་དང་ཆུ་འགགས་དང་། །ཁ་པོན་རྐྱགས་པ་ལ་ཡང་ཕན། །བཅུད་ལེན་དུ་ཡང་འགྱུར་བ་ཡིན། །

【译文】美花筋骨草

美花筋骨草性温，功效能够止腹泻。叶片捣烂敷伤疮，伤口湿润易愈合。

可治经闭和尿闭，并且能疗遗精病。滋补身体用此药，干涸黄水亦可用。

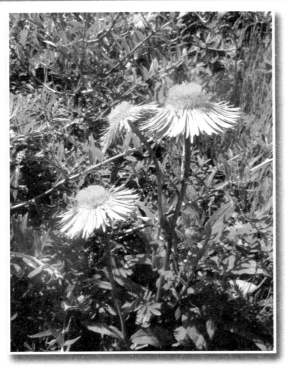

紫菀花　　མེ་ཏོག་ལུག་མིག

---

35. མེ་ཏོག་ལུག་མིག

མེ་ཏོག་ལུག་མིག་ཨུཏྤལ་རྐྱངས་པ་འད། །ཁོང་དུ་བཏང་ན་གག་པ་སེལ། །ཁྲུས་སུ་བྱས་ན་ཀླད་ནད་སེལ། །གཞན་ཡང་བསིལ་བ་རྩི་བཏང་ཀུན་ལ་འགྲོ །

【译文】紫菀花

紫菀花似青莲花，内服治疗喉蛾症，罨浴治疗头脑病，也入草药凉药方。

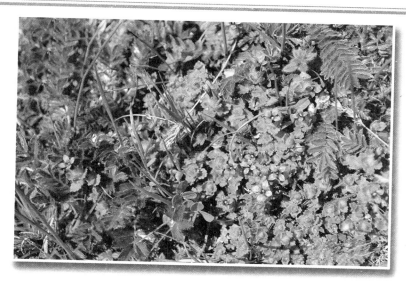

杂毛蓝钟花　ཕོན་ཐྲ།

36. ཕོན་ཐྲ།

ཕོན་བུའི་རོ་ནི་རྩུན་ལ་རྩོ་ཞིང་འཆམ་ལ་འཁྲུ། །ལྒོ་གཟེར་རྒྱུ་གཟེར་གཉིས་ཀ་ལ་ཡང་ཕན། །བོང་ང་དཀར་ནག་གཉིས་དང་ཚ་མཉམ་སྟེ། །ཚ་དང་སྐྱེ་མ་བྱས་ནས་སྐྲངས་ལ་བྱུགས་ན་ཕན། །འཁྲུ་སྨན་དག་ཏུ་བཏང་ན། །ཁོང་པའི་རླུང་སྐྲངས་ལ་ཡང་ཕན། །རྒྱུ་རྒྱུས་ཁྲམས་པ་སྐྱོང་བར་བྱེད། །རྣ་བ་འོན་པའི་སྟེང་དུ་བླུག །ཐོས་པར་འགྱུར་བ་ཐེ་ཚོམ་མེད། །དུག་ཀ་བ་ནད་ལ་ཤིན་ཏུ་རྣོ། །ཏིལ་མར་དང་སྦྱར་དུག་ལ་ཕན། །ཕག་གི་ཚིལ་དང་སྦྱར་ཡང་ཞན། །

【译文】杂毛蓝钟花

蓝钟花性润锐泻，治疗肺痛小肠痛。黑白乌头等份配，加盐配制成药糊，
涂敷可治消肿胀。配成泻药内服后，能疗体腔之隆肿。防护韧带筋抽搐，
滴耳亦治耳聋病，闻听耳亮断无疑。治疗中毒很锐利，配伍芝麻油解毒，
配伍猪脂亦解毒。

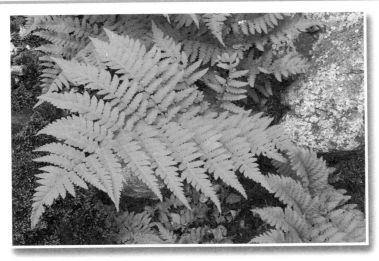

君贯众　རྒྱལ་པོ་རེ་རལ།

37. རྒྱལ་པོ་རེ་རལ།

རྒྱལ་པོ་རེ་རལ་ཞེན་གྱི་ཐབ་ལ་སྐྱེ། །ལོ་མ་མེ་ལྕེ་མཆེད་པ་འདྲ། །རྩ་བ་གཡུ་སྦྲུལ་འཁྱིལ་བ་འདྲ། །རོ་ནི་ཡིད་ཚམ་མངར་ལ་བསིལ། །ཆུ་ནང་གདུས་ལ་ཡིད་ཚམ་བསྐོལ། །མང་ཉུང་ཚེ་རན་ཚོད་དང་སྦྱར། །རྨ་ལ་རྒྱ་མི་གནོད་དང་སྟེང་ཚད་སེལ། །ཁྱོར་བས་རྨ་ཡི་གཡན་ཡང་འདུབ། །

【译文】君贯众[*]

君贯众为骨碎补，生在阳坡石岩缝，叶如火舌伸四方，根似玉蛇在盘卧，
其味稍甘而性凉。水中稍煎取汁液，用量多少要适度，涂疮不怕水伤害。
内服清除心热症，敷疮止溃亦愈合。

★ 君贯众，即骨碎补。

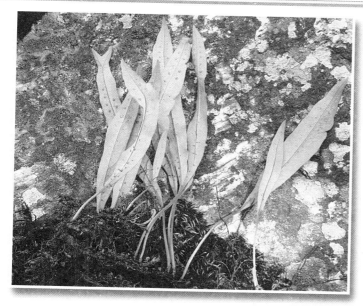

臣贯众　རྫོན་པོ་རེ་རལ།

38. རྫོན་པོ་རེ་རལ།

རྫོན་པོ་རེ་རལ་ལོ་མ་འབི་རལ་ཅན། ཁྲིད་མཉར་དང་སྦྱར་གློ་བའི་ཚད་པ་སེལ། ཁྲག་སྤུར་དང་སྦྱར་གློ་
བའི་ཚད་པ་སེལ། ཁྲག་ཞུན་དང་སྦྱར་མཆིན་པའི་ཚད་པ་སེལ། ཁྲ་རལ་དང་སྦྱར་བད་ཀན་སྐྱ་པོ་སེལ། །
སྨིག་ལ་ཆུ་ཤོར་ལ་ཡང་ཕན། །འབྲས་བུ་སྐྲངས་ལ་ཕན་པར་བྱེད། །ཆུ་དང་སྦྱར་ན་མཁལ་ནད་ཆུ་འགགས་
སེལ། །

【译文】臣贯众 ★

臣药贯众为瓦韦，生在石崖叶单生。配伍甘草清肺热，配螃蟹甲清肺热，
配伍岩精清肝热。配伍红糖内服时，治疗灰白培根病，可治眼睛失水病，
睾丸肿胀亦能治。配伍净水内服时，治疗肾病尿闭症。

★　臣贯众，即瓦韦。

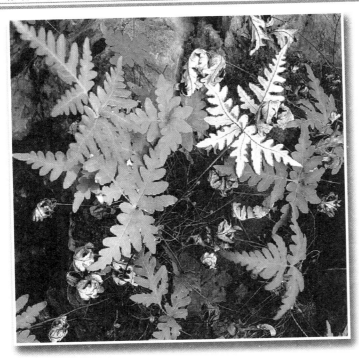

妃贯众

བཙུན་མོ་རེ་རལ།

39. བཙུན་མོ་རེ་རལ།

བཙུན་མོ་རེ་རལ་བྲག་གི་སེར་ཁར་སྐྱེ། །འདབ་མ་གསེར་གྱི་ཐིག་ལེས་བརྒྱན། །བསྐོལ་ཐང་མཆིན་པའི་ཚད་པ་སེལ། །མཆིན་དྲི་བསྲད་འགྲམས་ལའང་ཕན། །རྨ་གསར་དག་ལ་བཏབ་དང་ཟོང་དུ་བཏང་། །སྦྲང་དང་བུ་རམ་སྦྱར་བོང་དུ་བསྟེན། །བད་ཀན་དུག་དང་པོ་བ་བ་དང་། །མཆིན་ནད་གྲང་དང་མཁལ་མེད་ཀྲུང་ནད་དག་ལ་ཕན། །ཡང་ན་ཆང་གིས་ཕུལ་ནས་བཏང་། །

【译文】妃贯众*

银粉背蕨妃贯众，生在石崖岩缝中，叶片饰有黄金点。煎汤内服清肝热，
可疗膈膜伤扩散。新伤撒敷又口服，配伍蜂蜜红糖服，治疗培根和毒症、
胃部疼痛肝寒病，亦治肾腰之隆病，或者也可酒送服。

★ 妃贯众，即银粉背蕨。

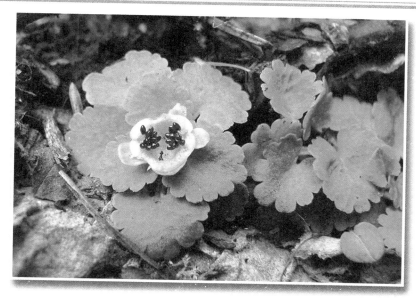

金腰子　གཡའ་ཀྱི་ཐྱེན་པོ།

40. གཡའ་ཀྱི་ཐྱེན་པོ།

གཡའ་ཀྱི་ཐྱེན་པོས་སྙིང་གི་ཚད་པ་སེལ། དེའི་རུས་པས་ཚད་པ་འདྲེན་པར་བྱེད། །འཐིབས་ཤིང་རྨུགས་པའི་ཚད་པ་དང་། །བཀྱལ་ཞིང་འབོག་པའི་ཚད་པ་སེལ། །སྐྱག་དང་ར་ཁྲག་གསུམ་དུ་སྦྱར། །ཐྱེན་གྱི་ཐྱན་ཡང་ཆེ་བར་བྱ། །

【译文】金腰子

蓝金腰子清心热，味能引出体内热，清除沉重沉迷热，并清昏厥晕倒热。

紫草茸和山羊血，三药配伍量要大。

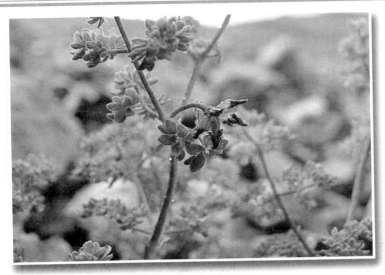

唐松草　 མེར་པོ་ཁྲག་ཆུང་།

41．མེར་པོ་ཁྲག་ཆུང་།

མེར་པོ་ཁྲག་ཆུང་（ཧྭོ་ཤྭགས་ཀྱུ）ཆད་པ་དངས་སྙིགས་འབྱེད། །ལོ་མ་གཡུ་བུན་གཏོར་བ་འདྲ། །མེ་ཏོག་གསེར་གྱི་སྐྱེད་པ་འདྲ། །རོ་ནི་ཁ་ཞིང་འཁྲིལ་བག་ཅན། །ཉིན་གྱི་ཟ་ཁག་དག་ལ་སྐྱེ། །སྟོན་ཟླར་བའི་ཉ་ལ་བདུ། །ཀ་ར་དག་དང་སྦྱར་ལ་བཏང་། །ཆད་པ་གསར་རྙིང་གང་ཡང་སེལ། །

【译文】唐松草

唐松草药可清热，并能分开清与浊，叶片状如破玉瓶，花似金子三脚炉，

其味苦而茎盘绕，生在阳山之石崖；秋季孟月望日采，配伍白糖口中服，

可清任何新旧热。

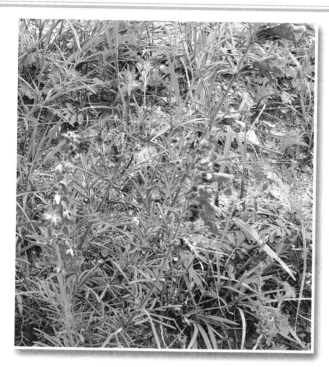

甘青青兰　ཕྱི་ཡང་ཀུ།

42．ཕྱི་ཡང་ཀུ།

ཕྱི་ཡང་ཀུས་ནི་མཆིན་པའི་ཚད་པ་སེལ། །ཉིན་སྲིབས་འདུ་སྟེ་ཐལ་ཆེར་སྲིབས་ལ་སྐྱེ། །དར་སྟོན་སྨུག་ལ་བཏགས་པ་འདྲ། །ཁུར་ཀུམ་གྱི་ལྷུང་ཀ་ར་སྦྱར། །མཆིན་ནད་ཚད་པ་སེལ་བ་ཡིན། །གཞན་ཡང་ཡོན་ཏན་བསམ་མི་ཁྱབ། །

【译文】甘青青兰

甘青青兰清肝热，阴阳皆生多生阴，状似蓝旗飘帐顶。配伍红花和牛黄，

再加白糖口中服，治疗肝病之热症，其他功效更奇妙。

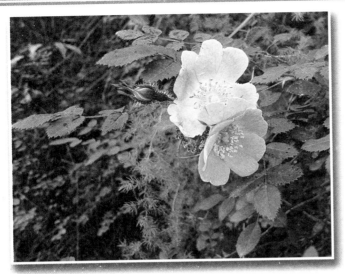

蔷薇花　ཉེ་བའི་མེ་ཏོག

43．ཉེ་བའི་མེ་ཏོག

ཉེ（མེ）བའི་མེ་ཏོག་དང་ལ་འབྲེད། །སྟར་བུ་སྐྱུ་རུ་མེ་འབྲུ་སྟྲབ། །ཁ་རམ་དཀར་པོའི་རྩ་ལ་བསྐྱོན། །རྗེད་
བྱེད་ནད་གཞི་ཅི་ཡང་རུང་། །ཡི་ག་འབྱེད་པར་བྱེད་པའི་མཆོག །

【译文】蔷薇花

蔷薇花朵开胃口，配伍沙棘余甘子，再配石榴加白糖，治疗各种病与痛，
开胃药中最殊胜。

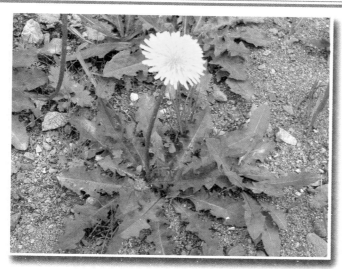

蒲公英　ཁུར་མང་བ།

44．ཁུར་མང་བ།

ཁུར་མང་བས་ནི་ལོང་ཚང་སེལ། །རྩ་བ་ལོ་མ་མེ་ཏོག་གསུམ། །ཕྱི་མ་བྱས་པའི་མགོ་རྨ་གསོ། །ཁོང་དུ་
བཏང་ན་ཆུ་མི་འཇིག །ཕྱེ་མས་སྣ་ཁྲག་གཅོད་འགྱུར་ཏེ། །དྲང་པའི་ཞལ་ནས་དཀོན་པར་གསུངས། །ཚོད་མ་
བྱས་ན་རིམས་འཁྲུགས་ཀྱིན། །ཁ་ཟས་མཆོག་ཏུ་བཀད་པ་ཡིན། །རྩ་བས་རྩ་ཆད་མཐུད་པ་ཡིན། །མེ་ཏོག་
རུས་ཆག་འབྱོར་པ་ཡིན། །ལོ་མས་རྩ་ཆད་མཐུད་པར་བྱེད། །གཞན་གྱི་རྟ་ཡི་གཙོ་བོ་ཡིན། །

【译文】蒲公英

蒲公英清大肠热，根子叶片和花朵，研粉治疗头伤疮，内服不畏水伤害，
细粉能够止鼻血。圣贤说此药珍贵，当菜治疫疠紊乱，可谓上品之蔬菜。
根子能够续断脉，花朵接愈骨破裂，叶片能接续断脉，各种药方之药引。

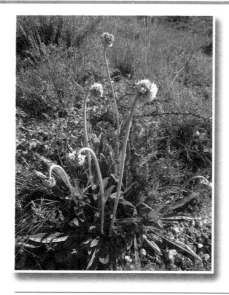

翼首草 སྦྱང་ཙི་དོ་བོ།

45. སྦྱང་ཙི་དོ་བོ།

སྦྱང་ཙི་དོ་བོས་ལོང་གི་ཚད་པ་སེལ། །གདམ་ཅག་ཤུན་པས་བད་ཀན་སྨུག་པོ་འཇོམས། །སྡོང་བོ་མེ་ཏོག་བག་རེ་དཀར། །ལོ་མ་མེ་ཏོག་འབའ་མ་གསུམ། །བོང་ང་དཀར་པོ་ལྟ་རྣམས་ནི། །ཟོར་ཚ་ནི་མ་ཐན་པར་བླས། །ག་བུར་གྱི་ཙེ་གང་བཏབ་སྟེ། །འདི་རྣམས་སྦྱར་བས་མགོ་དང་ཁོག་ལ། །ཆད་རེམས་ཐམས་ཅད་སེལ་བར་བྱེད། །མཚོག་ཏུ་མགོ་ཪྨ་དག་པ་ལ་ཕན། །ཪྩ་བ་ལོ་མ་གང་ཡང་རུང་། །མར་དང་ལྡེ་གུ་བྱས་བཟོས་ནས། །ཁྲག་རྣག་ཆུ་སེར་འཇེན་ཅིང་ཪྨ་ཪྙིང་འཇུག །ཪྩ་དུག་ཆུ་དུག་གྲོ་ནད་ཟུག་གཟེར་དང་། །ཁྲེ་ཕོག་ཪྒྱས་དང་ལྐོག་སེལ། །ལྦོ་པ་ཆུས་མཉེས་དང་ཁུ་བས། །རོ་སྟོད་མན་ཆད་ནད་རྣམས་སྐྱུག་པར་བྱེད། །ཕྲེ་མ་རོ་མར་ སྐོལ་བཏང་ན། །ཁྲག་ཏུ་འབྱུ་དང་ཚད་ཪྙིང་སེལ། །

【译文】翼首草

翼首草清大肠热，治疗培根瘀紫症，茎秆花朵稍微白。叶片花朵各三钱，
白乌五分之一钱，再加冰片一刀尖，治疗头和体腔疮，清除一切热疫疠，
治头伤疮最有效。无论根叶哪一种，酥油配成药糊服，引出血脓和黄水，
并且可治陈旧疮，能解草毒和水毒，治疗肺病和疼痛、陈旧疫疠胃脾胀、
胃口败坏和自汗、培根势盛舌头病、喉部疾病和脑病。鲜药水搓取汁液，
催吐上体之疾病。研粉调奶煎开服，治疗血崩和宿热。

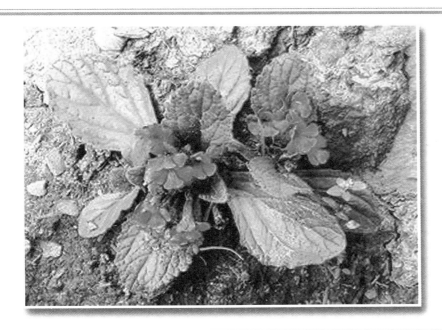

卷丝莒苔　བག་སྐུ་དུ་བོ།

46. བག་སྐུ་དུ་བོ།

　　བག་སྐུ་དུ་བོས་བསམ་སེའུ་ནད་ཀུན་ཕན། །བག་གི་ལོགས་ལ་འབྱར་ནས་སྐྱེས། །མེ་ཏོག་དཀར་དང་
སྨུག་པོ་སྐྱེ། །བུ་རམ་དང་སྦྱར་གྲང་ལྷུང་འཇོམས། །ཚ་བ་གསུམ་དང་སྦྱར་བས་བད་ཀན་འཇོམས། །རང་གི་
ནུས་པས་བསམ་སེའུ་མངལ་ནད་འཇོམས། །

【译文】卷丝莒苔

所说卷丝莒苔药，可治精腑之疾病。贴在石崖岩缝生，花朵白色有点紫。

配伍红糖祛寒隆，配三热药治培根，其效可疗精腑病，并治妇女子宫病。

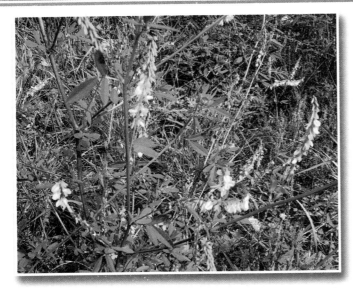

草木樨　རྒྱ་སྤོས།

47. རྒྱ་སྤོས།

རྒྱ་སྤོས་པགས་པའི་ཚད་པ་སེལ། །སྡོང་པོ་མེ་ལོང་ལ་སྐྱར་དགྱེས། །ཁ་དོག་དཀར་པོ་ཕྲ་བར་འདུག །
དྲི་ཞིམ་རོ་ནི་མངར་རྒྱ་གང་། །རང་གི་ནུས་པས་གགག་ཕྲོག་སེལ། །ཅུ་གང་དང་སྦྱར་གློ་ཚད་སེལ། །ཞོ་ཤ་དང་
སྦྱར་སྙིང་རླུང་སེལ། །གླ་རྩི་དང་སྦྱར་ཤ་དུག་སེལ། །ལུས་ལ་བཅངས་ན་འགོ་ནད་ཕྱུག ། །

【译文】草木樨
草木樨清皮肤热，茎生叶片似宝鉴，茎枝白色细又长，气味芳香味甘甜。
治疗喉蛾和疔疮。配伍竹黄清肺热，配伍广枣祛心隆，配伍麝香解肉毒。
贴身可防传染病。

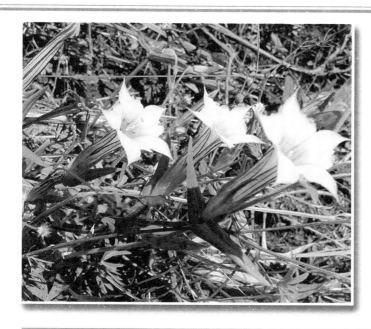

白花龙胆　སྤང་རྒྱན་དཀར་པོ།

48．སྤང་རྒྱན་དཀར་པོ།

སྤང་རྒྱན་དཀར་པོས་ཐང་དུ་བསྐོལ། །མིག་དང་གློ་བའི་ཚད་པ་སེལ། །

【译文】白花龙胆

白花龙胆煎汤服，治疗眼病清肺热。

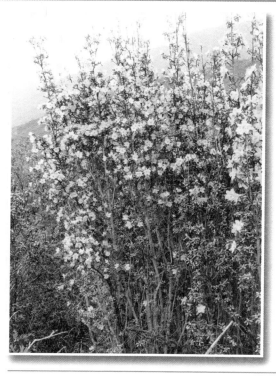

小叶杜鹃叶　　བལ་བུའི་ལོ་མ།

49． བལ་བུའི་ལོ་མ།

བལ་བུའི་ལོ་མ（ད་ལིས་དཀར་པོའི་ལོ་མ）ཨ་རུ་ར། ཤིང་མངར་བུ་རམ་དང་སྦྱར་ན། རིམས་རྙིང་
ནད་ནི་སེལ་བར་བྱེད། ཁ་ཆིག་ཐང་གྲི་བ་འགགས་པ་སེལ། རྒྱུ་གློས་དང་སྦྱར་གག་པ་སེལ། །

【译文】小叶杜鹃叶

小叶杜鹃之叶片，配伍诃子和甘草，再加红糖口中服，治疗陈旧疫疠病。

独味汤治咽喉闭。配草木樨治喉蛾。

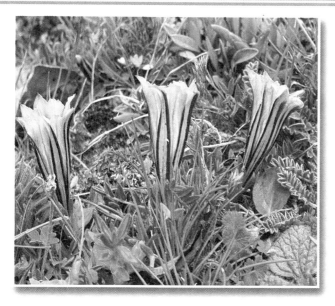

蓝花龙胆　སྔོན་རྒྱན་ཕྱོན་པོ།

50．སྔོན་རྒྱན་ཕྱོན་པོ།

སྔོན་རྒྱན་ཕྱོན་པོའི་ཚིག་ཐང་འཐུམ་ནད་སེལ། །ཕུར་མོང་བྲེ་ཏང་ག་དང་སྦྱར་ན་ཐེན་ནད་སེལ། །སྔོན་
རྒྱན་དཀར་གཞིས་གླ་རྩི་ཤེལ་ཏ་ཚ་ལ་སྦྱར། །སྦྱར་དུག་ལ་ཡང་ཕན་པར་འགྱུར། །དྲི་ཆུ་དང་སྦྱར་ཤ་དུག
སེལ། །ལྕུམ་པ་དང་སྦྱར་སྐོམ་ནད་སེལ། །ཆུ་དུག་དང་སྦྱར་རྒྱ་མེ་གནོད། །སྔལ་རྒྱབ་དང་སྦྱར་གནོན་ཏེ་
དོང་། །ཁབ་ལེན་དང་སྦྱར་ལྷ་བ་འགུག །མར་དང་སྦྱར་ན་མགུལ་འགགས་སེལ། །

【译文】蓝花龙胆

蓝花龙胆独味汤，治疗天花痘疹病。配牛尾蒿酸藤果，功效治疗诸虫病。
配白花龙胆麝香，再配松香和硼砂，也能治疗合成毒。配伍童便解肉毒。
配伍冬葵解烦渴。配伍紫花碎米荠，不怕水肿夺性命。配伍赭石除焦臭。
配伍磁石固软骨。与水配伍除翳障。配伍酥油通喉阻。

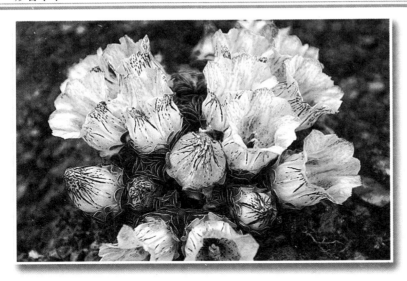

乌奴龙胆之一种

 མེ་ཏོག་ཡང་ཏོ།

51. མེ་ཏོག་ཡང་ཏོ།

མེ་ཏོག་ཡང་ཏོ་ཞིང་བར་ཕྱེད། །རང་གི་ཉུས་པ་བསིལ་བར་ཕྱེད། །དཔའ་བོ་དཀར་དང་སེར་བ་སྟེ། །ཀླུ་
ཚེ་བོང་ང་དཀར་པོ་དང་། །སྦྱར་གིས་སྦྲལ་དུག་ནད་རྣམས་སེལ། །ཡང་ན་ཕུམ་བུ་རེ་རལ་དང་། །ཁྱུང་ཞིར་
དཀར་སྨུག་སྦྱང་ཚེ་དང་། །ཟན་མའི་ལོ་མ་སྦྱར་བ་ཡི། །དུག་གི་ནད་ལ་ཤིས་པ་ཡིན། །ཡང་ན་ཀྱལ་མཆོན་
གང་གྲུ་ཆུང་། །རྩ་བ་ལོ་མ་གང་ཡང་རུང་བ་སྟེ། །བུ་རམ་སྦྲང་ཚེ་དག་ལ་གཞི་བྱས་ལ། །སྤྱི་གུ་རྒྱུན་དུ་བསྟེན་
གྱུར་ན། །ལུས་འཚམས་རྒྱུད་བ་སྟོབས་བསྐྱེད་འགྱུར། །ནར་བོང་ཡང་ཡང་བསྟེན་པར་བྱ། །

【译文】乌奴龙胆之一种

乌奴龙胆花悬垂，自身性凉是功效，配伍白黄二商陆、甘青乌头和麝香，
再加蜂蜜解蛇毒。或者配伍藏贯众、白紫钩藤和蜂蜜，再加豆叶疗毒病。
或者用乌奴龙胆，根子叶片皆可以，红糖蜂蜜为基础，制成药糊常服用，
身体衰弱增体力，不要停药连续服。

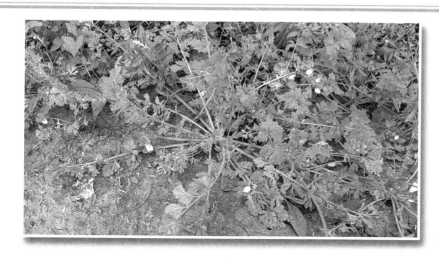

角茴香　པར་པ་ད།

52. པར་པ་ད།

པར་པ་ཏའི་ཐང་གིས་མཁྲིས་པའི་ཚད་པ་སེལ། །སྐྱོ་རིགས་གསར་པ་རྒྱུར་དུ་བདེ། །ཨ་བར་འབྲི་མོག་རྣག་དང་ནི། །མཚལ་དང་པི་པི་ལིང་དུ་སྦྱར། །ཁར་དཀར་པོའི་ཆ་ལ་སྐྱོན། །གནས་རྙིང་དག་གི་ཆུ་ཡིས་འཕྱལ། །ཚད་པས་གློ་ཏོལ་བ་སེལ། །རྐ་ཤ་གྲོ་ཟན་སྤང་མ་བཞིན། །ཁྱུག་ཤ་ཆང་དང་བུ་རམ་སྦྱར། །ལན་ཚྭ་རུལ་སྐྱུངས་སྤང་པར་བྱ། །འབྲུམ་པའི་ནད་ལ་ཐང་དུ་བཏང་ན་ཕན། །ཕྱར་མོང་དཀར་པོ་བདུང་ཙི་ཤི་ལ་པ། །ཐང་དུ་བསྐོལ་བས་སྲིན་ནད་སེལ། །ཤུའི་ཚིལ་དང་ལང་ཐང་ཙེ། །ཨ་རུ་ཏེ་དང་ར་ཚིལ་སྦྱར། །ཟོས་ན་སྲིན་བཤང་བའི་གནས་སུ་འབྱུང་། །མི་ལ་མ་སྟེལ་སེམས་ལ་ཆོངས། །

【译文】角茴香

角茴香汤清胆热，初期肺疫速转安；配伍诃子毛诃子、藏紫草和紫草茸，
再配朱砂和荜茇，白糖作为药引子，年久积雪水送服，治疗热症肺裂穿。
牛肉酒糟甜炒面，绵羊肉酒配红糖，忌食盐及腐变酸，天花痘疹危转安。
角茴香和结血蒿、斑花黄堇组成方，煎汤内服治虫病。配伍鹿脂天仙子、
紫铆籽和山羊脂，食后排虫肛道出，此方莫向他人传。

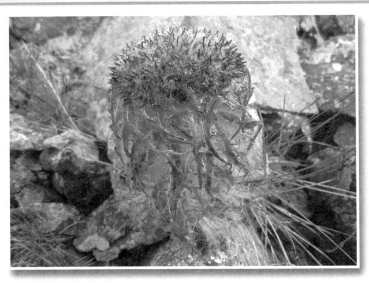

红雪莲花　　གཉན་ཐུབ་དམར་པོ།

53. གཉན་ཐུབ་དམར་པོ།

གཉན་ཐུབ་དམར་པོས་སྐྲོག་པ་འཇོམས། །ཁོང་སྨན་རྨ་སྨན་གཉིས་ཀ་ཡིན། །མན་ངག་སྟེར་ན་དུག་ཀུན་འཇོམས། །གཞན་ཡང་ཡོན་ཏན་བསམ་མི་ཁྱབ། །

【译文】红雪莲花

红雪莲花治疗疮，内服疮药两皆可，按诀服用解诸毒，其他功效特殊胜。

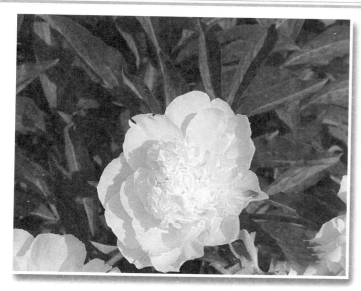

白芍　ར་དུག་དཀར་པོ།

54. ར་དུག་དཀར་པོ།

ར་དུག་དཀར་པོ་གཅིག་འགྱིགས་པ། །མེ་ཏོག་དེ་ནི་དམར་རིགས་ཅན། །དེ་ནི་ཕྱགས་པར་སྐམས་
བྱས་ལ། །ཁྲིན་བུ་ཤུག་པའི་ཆེར་མ་ཅན། །གསུམ་དུ་སྦྱར་ལ་ཁོང་དུ་བཏང་། །གྱི་བ་འགགས་ལ་ཐོགས་
པ་མེད། །སྐྲངས་པ་ཆེ་བར་གྱུར་པ་ན། །གཅོག་བྱས་དས་ལ་གདབ་པར་བྱ། །

【译文】白芍

此药统称为白芍，尚有红花之一种，洗净干燥再贮存，高山大戟和刺柏，

三药组方口中服，治疗喉闭无阻挡。肿块变得肿大时，刀剖肿块药粉敷。

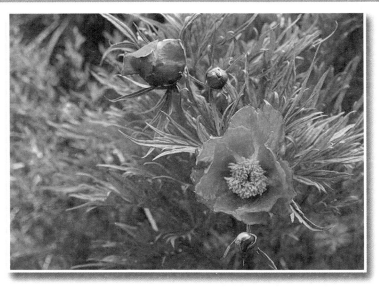

毛果赤芍　ར་དུག་སྟོན་པོ།

55. ར་དུག་སྟོན་པོ།

ར་དུག་སྟོན་པོའི་རྩ་བ་དང་། །ལོ་མ་གང་ཡང་རུང་བ་ཡིས། །གཉན་ཀྱིས་ནད་རྣམས་ཐུབ་པ་སྟེ། །སྟྱོར་
བའི་གྲོགས་ནི་ཤེལ་ཏིང་（ ཤེལ་ཏིང་ནི་ཀྱི་སྟྱེའི་མིང་སྟེ་སྟྱོད་ཆེན་སྐྱབས་དཀར་པོ་དང་། །གག་སྟྱོག་གཉན་
རིམས་སྐྲབས་ནད་པོ་ལ་སྐྲབས་འཇུག་དགོས） །དང་། །ཁྲག་ཅ་ཟེན་ཏིག་དང་སྦྱར་ནས། །ཁོང་དུ་ཡང་ནི་
གཏང་བར་བྱ། །ལྷུམས་ཀྱང་དེ་ཉིད་ལོ་ནའོ། །ཟས་སུ་ཆུ་ཕྱུག་ཚ་མེད་དང་། །ཁུད་མེད་པ་རྣམས་གཏང་
བར་བྱ། །སྟྱོད་ལམ་མི་ར་ཁྱི་གསུམ་བསྲུངས། །

【译文】毛果赤芍

毛果赤芍根和叶，无论哪种皆可用，功效治疗瘟疫病，佐药秦艽和棘豆，
再配齿苞筋骨草，制成散剂可口服，罨浴亦用此方剂。饮食可饮温开水、
无热无营养之食，起居要防人马狗。

（佐药秦艽此味药，腑热宜用白秦艽；喉蛾疔疮和瘟疫，就要改用黑秦艽。）

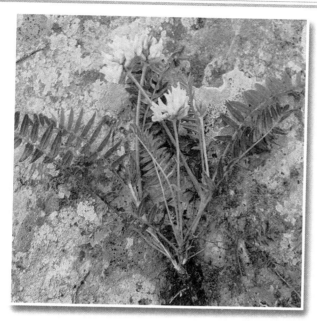

棘豆　སྲུག་པ

56. སྲུག་པ

སྲུག་ཤ་རང་གི་ནུས་པས་ཙྚོག་པ་འཇོམས། ཟིན་ཅིག་ཨ་ཤུག་རྟ་ནང་། བོང་ནག་པོ་སྤྲང་བ་ཡིས། གགག
ཙྚོག་གཉིས་གའི་བོང་སྨན་རོ། ཁྱི་ཡི་ནད་ལ་བོང་གི་སྨན། ཁེགས་པར་བཅངས་པའི་ཕྱི་མ་ནེ། ཏི་ཅུར་ར་འཕེ
(ར་ཕྱུག་པོའི་ཙྚོང་སྲུ) ར་ཁྲག་གསུམ། སྤྱར་ལ་ནད་དུ་གདབ་པར་བྱ། དེ་ནི་བཅངས་ན་ཕེ་ཚོམ་མེད།

【译文】棘豆

棘豆功效治疗疮，配伍齿苞筋骨草、喜马拉雅紫茉莉、细叶草乌组成方，
喉蛾疗疮可内服。体外疾病用上方，最好研成极细粉，配伍童便山羊血，
再配山羊阴部毛，涂入伤疮之内后，很好包扎愈无疑。

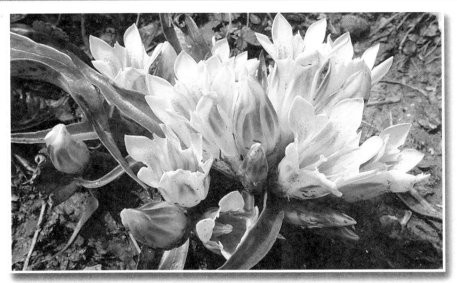

麻花艽　ཤེལ་དུང་དཀར་པོ།

57. ཤེལ་དུང་དཀར་པོ།

ཤེལ་དུང་ (གྱི་ཁྲེ་) དཀར་པོའི་རང་གི་ནུས་པས་འཁྲུ་བ་ཐམས་ཅད་སེལ། །རིམས་ཀྱི་ནད་ཀུན་སེལ་བར་བྱེད། །ཁྲད་པར་མཆིན་པའི་ཚད་པ་སེལ། །ཐེམ་ཐེམ་བཏགས་ཏེ་ལྱུས་བྱུས་ན། །སྐྲོག་སྐྲངས་ཆུ་འབྱམས་བྱུང་བ་ཡི། །རིག་རྣམས་ཐམས་ཅད་ལྱུག་པར་བྱེད། །མར་དང་སྱུར་ན་སྐྲངས་ལ་ཕན། །བྱང་རྒྱན་ཕྱེན་པོ་དང་སྱུར་སྐྲང་འགགས་སེལ། །འདི་ནི་ཁྲུས་སྐྲན་རིགས་སུ་གཏོགས། །མཆོག་ཏུ་མཁྲིས་པ་དག་ལ་ཕན། །ཁྲ་ཁར་བཏབ་ན་འབྲུ་བར་བྱེད། །ཤ་དུག་དང་ནི་མཆིན་དུག་དང་། །ཤ་སེར་མིག་སེར་རིམས་རྙིང་དང་། །བད་ཀན་ལྡུས་ནི་སྐྱུག་པོ་དང་། །ཆུ་ལ་གསུམ་གཉིས་སུམ་ཆ་བསྐལ། །དོང་འཇམ་ནན་པར་གདུང་བར་བྱ། །ཡར་ལ་སྐྱུག་སྟེ་ཕན་པར་བྱེད། །གཅིན་དང་ཕྱིས་འགགས་པ་ལ། །ལོ་མ་དག་ལ་བསྐལ་བར་བྱ། །

【译文】麻花艽

麻花艽功效止泻，并且治疗疫疠病，尤其清解肝脏热。捣成糊状罨浴时，
治疗疔肿水蔓延、一切接触传染病。配伍酥油消肿胀。配伍蓝花龙胆时，
功效治疗喑哑症。此药归在洗药类，上品对胆最有益，撒敷疮口能愈合，
治疗肉毒肝毒症、肌黄目黄旧疫疠。治疗培根欲吐症，水煎煎去三之二，
一份早上晾温服，向上催吐有益处。小便闭结和便秘，叶片煎汤口中服。

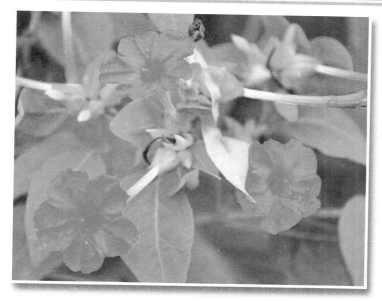

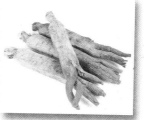

喜马拉雅紫茉莉

ཨ་ཕོ་ཀ་གཟུ།

58. ཨ་ཕོ་ཀ་གཟུ།

ཨ་ཕོ་གཟུ་ཞེས་བྱ་བ་རང་གི་ཉུས་པས་སྨད་ཀྱི་དོད་ཀུང་བསྐྱེད། །མཆེར་པ་དག་ལ་ལུམས་སུ་བྱས་ན་
ཕན། །ཙ་བ་ལྷ་ཡི་ཡང་གཅིག་ཡིན། །ཁག་པ་རྟོག་པ་གང་ལ་ཡང་། །ཁོང་སྨན་དུག་ཏུ་ཆེ་བ་ཡིན། །

【译文】喜马拉雅紫茉莉

喜马拉雅紫茉莉，功效能生下体阳，罨浴脾部益处大，也为五根药之一。

治疗喉蛾和疔疮，内服药物有大毒。

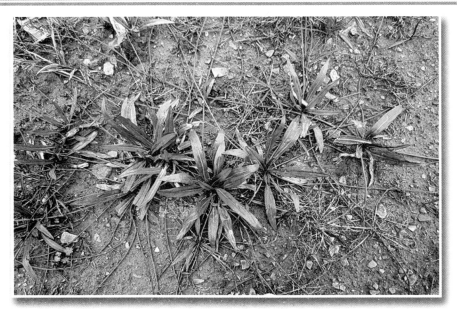

短穗兔耳草 འབྲི་ཊ་ས་འཛིན།

59. འབྲི་ཊ་ས་འཛིན།

འབྲི་ཊ་ས་འཛིན་ཞེས་བྱ་བ། །རྒྱལ་བ་ཅུལ་དང་རྩི་རྩི་མོ་ཞེས་ཀྱང་བྱ། །འབྲི་ཊ་ཕྱེ་མ་བྱས་པ་ཡིས། །རྒྱ་ཡི་
རྙེན་ཆོད་བསྐྱེད་པ་དང་། །རྒྱུ་ཀུ་ཐོར་ཐེབ་དག་ལ་ནི། །མར་དང་སྦྱར་ལ་བསྐུས་པ་ཡིས། །ཇི་ལྟ་བུ་ཡང་སོས་
པར་འགྱུར། །ཡང་ན་ལྩུམ་རྩ་ཤིང་མཉར་སྦྱར། །དེས་ནི་བད་ཀན་སྐྱུག་པར་རུས། །

【译文】短穗兔耳草

所说短穗兔耳草。一名又称加瓦都，一名又称孜孜茂。短穗兔耳草研粉，
治疗疮腺恶性肿。对于脓疖黄水疮，配伍酥油外涂敷，无论何疮皆可愈。
或配大黄和甘草，能够催吐培根病。

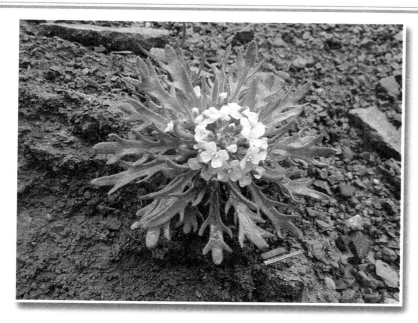

蚓果芥 བ་ཤ

60. བ་ཤ

བ་ཤ་ཞེས་བྱ་མེ་ཏོག་དཀར། །རྩ་བ་ལོ་མ་འདྲ་སྟེ་མཐེ་བོང་ཙམ། །སྡོང་བུ་སོར་བཞི་ཙམ་དུ་སྐྱེ། །ཕྱི་མ་
བཏབ་ན་རྨ་གསར་འབྱོར་བར་བྱེད། །ཚ་ལ་དང་སྦྱར་ཤ་དུག་སེལ། །ཨ་རུ་ར་དང་དྲི་ཆུ་སྦྱར་བས་ཤ་དུག་
སེལ། །གཞན་ཡང་ཡོན་ཏན་མང་སྟེ་འདིར་མ་བཀོད། །

【译文】蚓果芥

蚓果芥花白颜色，根叶相似拇指大，茎秆约有四指长。研粉贴敷愈新伤。

配伍硼砂解肉毒。配伍诃子和童便，治疗食肉中毒症。其他功效不繁述。

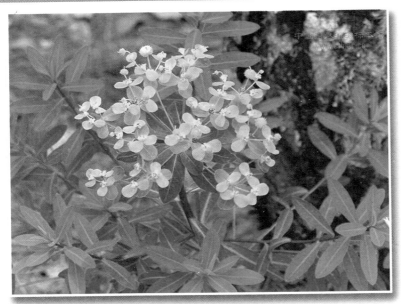
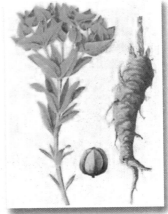

大狼毒　ཐར་ནུ།

61．ཐར་ནུ།

མཚན་ཉིད་བོང་ང་དཀར་པོ་ཞེས་ཀྱང་བྱ། །ཐར་ནུ་རང་གི་ནུས་པ་སྐྱོན་པར་མཛོད། །སྦྲང་རྩི་ལ་བ་
པི་པི་ལིང་དང་རྒྱ་ཚོར་བཅས། །འདུ་བ་རྣམ་བཞི་གང་ཡང་རུང་། །ཚ་གྲང་གང་འགྲོའི་དུ་ལ་སྐྱོན། །གང་ཟས་
བག་དང་ལྡན་སྐྱེས་བུ་ཡིས། །ཚུལ་བཞིན་བསྐྱེད་ན་ཡོན་ཏན་མང་། །རྗེས་ལ་ནད་འཛོམས་ཚོ་ཁུ་བཏང་། །སྤྱོད་
ལམ་ཞིབས་པར་གཟབ་པར་བྱ། །

【译文】大狼毒

性相亦称白乌头，功效引吐大狼毒，配伍蜂蜜和木贼、荜茇硇砂四味药，

无论"四大"*哪种药，根据寒热加药引，只要良医酌情用，药物药性功效增，

其后要进浓菜汤，起居行为须慎重。

★　四大指土、水、火、风四种。

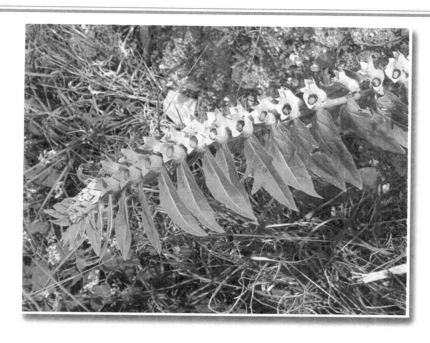

天仙子　ལང་ཐང་རྩེ།

62. ལང་ཐང་རྩེ།

ལང་ཐང་རྩེ་ཡི་འབུ་གུས་སྲིན་ནད་འཚོམས། །ཤེལ་གྱི་མཆིན་པ་དང་སྦྱར་རྒྱལ་བར་འགྱུར། །ཆུ་འཇམ་
སྦྱིན་ན་སངས་པ་ཡིན། །ཤུ་བའི་ཚིལ་དང་སྦྱར་བས་མཁར་གོང་སྲིན་ཅན་སྲེག་པའི་ཐོག་ཏུ་
བཞག །འདུགས་ན་སོ་སྲིན་ཐོན་པ་ཡིན། །ན་ར་རྩེ་དང་ཕྱི་ཏང་ག །ཕུར་མོང་ལོ་མ་ཤིང་ཀུན་དང་། །སྤང་
སྤོས་གླ་རྩི་སྤྲག་ལྕམ་མ། །ར་ཡི་འོ་མ་སྒོག་སྐྱ་སྦྱར། །སྦྱིན་ན་གོང་པའི་སྲིན་ནད་སེལ། །

【译文】天仙子

治疗虫病天仙子，配白狼毒更胜虫，温水送服病痊愈。配伍鹿的油脂后，
有虫石英石上烧，烟熏牙齿牙虫出；配伍紫铆酸藤果、牛尾蒿叶和阿魏、
甘松麝香瑞香花，再加大蒜山羊奶，内服治疗体腔虫。

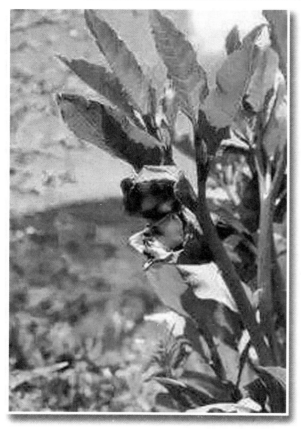

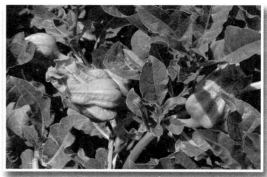

山莨菪叶　ཐང་ཕྲོམ་ལོ་མ།

63．ཐང་ཕྲོམ་ལོ་མ།

ཐང་ཕྲོམ་ལོ་མ་རྨ་ལ་སྦྱར། །རྨ་ཆེ་ཆུང་གང་ཡང་མི་སྐྲང་ངོ་། །ཐང་འབྲས་མེ་ལ་བསྲེགས་པ་ན། །གདོན་དུག་པོ་ཡོད་ན་འབྲོས་པར་འགྱུར། །

【译文】山莨菪叶

山莨菪叶贴疮伤，大小疮伤不肿胀；莨菪种子火烧时，厉鬼恶魔全逃光。

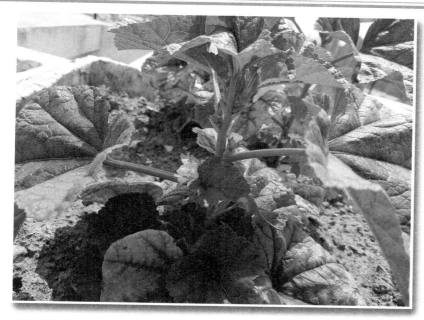

冬葵　ལྕམ་པ།

64．ལྕམ་པ།

ལྕམ་པས་རྨ་སྐེམ་སྐོམ་དང་སེལ། །སྒྱོར་ལ་བཏབ་པས་ཆུ་མི་འཇིགས། །ཐང་དུ་བྱས་ནས་འཐུང་བ་ན། །མི་ཕྱུགས་གང་ཡང་རུང་བ་ཡི། །ཁུ་དང་བུ་རོ་འབྱིན་པར་འགྱུར། །

【译文】冬葵

冬葵干疮止烦渴，入方不怕水伤害。煎好药汤内服时，人和牲畜皆相宜，
能够催生下胎衣。

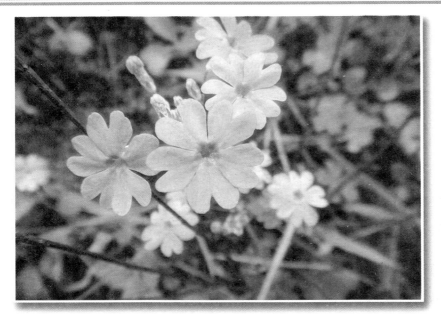

黛粉雪山报春花　ལྱང་བཟང་རྡྀལ་བུ།

65．ལྱང་བཟང་རྡྀལ་བུ།

ལྱང་བཟང་རྡྀལ་བུ་བདུན་གཉིས་འདི། །རང་གི་ནུས་པས་ཚད་པ་འཇོལ་བར་ནུས། །ཆུ་ཏུ་དང་སྦྱར་ཚ་བ་རྩྟ། །སྦྱང་ཚི་དང་སྦྱར་ཆུ་ཤོར་སེལ། །འབྲི་མོག་དང་སྦྱར་སྟོ་ཚད་སེལ། །ཊེ་ཙོ་དང་སྦྱོར་འོ་མར་བསྐོལ། །དེས་ནི་མཆིན་པའི་ཚད་པ་སེལ། །འཆེར་ནག་དང་སྦྱར་མཆེར་པའི་ཚད་པ་སེལ། །ཏིག་ཏ་དང་སྦྱར་རིམས་ནད་སེལ། །ཀྱན་ལ་ཀར་སྦྱར་བ་ཡིས། །གང་ཡང་གནས་ཀྱི་ཆུ་ཡིས་འཕུལ། །རྨ་ལ་བཏབ་ན་འདུབ་པར་བྱེད། །སྟོས་པའི་ནད་ལ་ཆུ་བསྐོལ་དང་སྦྱར་ཕན། །

【译文】黛粉雪山报春花

黛粉雪山报春花，分为七种或两种，自身功效能清热，配伍川西千里光，
一切热症从根除。配翼首草治失水。配伍紫草清肺热。配伍甘青青兰时，
奶煎内服清肝热。配伍麻黄清脾热，配獐牙菜治疫疠。诸方皆要配白糖，
皆用雪水口中服。撒敷伤疮能愈合，肿胀开水送服益。

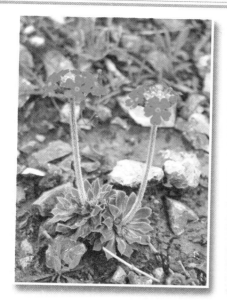 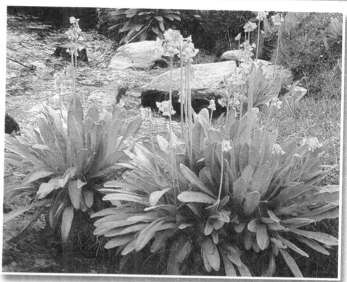

报春花 གང་གང་རྗེལ་བུ།

66. གང་གང་རྗེལ་བུ།

མིང་ནི་གང་གང་རྗེལ་བུ (གང་རྗེལ) སྟེ། རིགས་ནི་མེ་ཏོག་དམར་དང་སེར། ཆུ་མཁྲིས་རང་གི་ནུས་པས་མཁྲིས་པའི་ནད་རྣམས་སེལ། སྐྱེར་པའི་བར་ཤུན་ཨ་ནུ་དང་། སྐྱ་བཟང་ཏོང་ལེན་ཊིག་ཏ་རྣམས། །ག་ར་དང་སྦྱར་ཆུ་བསྐོལ་གྱིང་གིས་འཐུང་། །མཁྲིས་ཆེན་ཚད་པ་སེལ་བར་བྱེད། །རས་སུ་ཕྱར་དཀར་ཞོ་དཀྲོག་དང་། སྐྲོ་སྐྲོ་གཉན་ཡིན་ཤ་པར་བཞིན། །

【译文】报春花

所说草药报春花，以花分为红和黄，自身功效治胆病。配伍小檗中层皮、藏木香和角茴香、兔耳草和獐牙菜，再加白糖制成散，宜用凉开水送服，清除胆腑之热病。食时白糖奶混搅，治疗肺门瘟疫病。

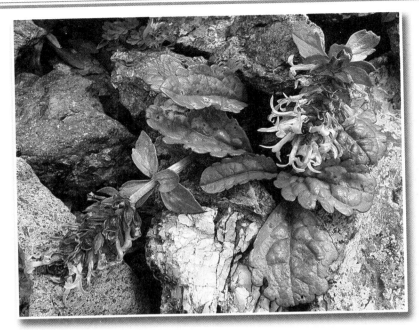

兔耳草　རྩིང་ལེན།

67. རྩིང་ལེན།

རྩིང་ལེན་རི་མཐོའི་རྡ་ལ་སྐྱེ། །ལོ་མ་མི་རྒན་བྲང་རུས་འདྲ། །ཐོག་བུ་སྤྱང་རྒན་མཇུག་མ་འདྲ། །རང་གི་ནུས་པས་རིམས་གསར་སེལ། །ཕྲོགས་དང་སྦྱར་ན་ཆུ་མི་འཇིགས། །ཁ་མར་དང་སྦྱར་ཟོས་ན་མིག་ཀྱང་རྣོ། །

【译文】兔耳草

兔耳草生高石山，叶似老人胸椎骨，穗头状似老狼尾。功效治初期疫疠，
配伍佐药水不害。配伍黄牛奶酥油，食后眼睛变敏锐。

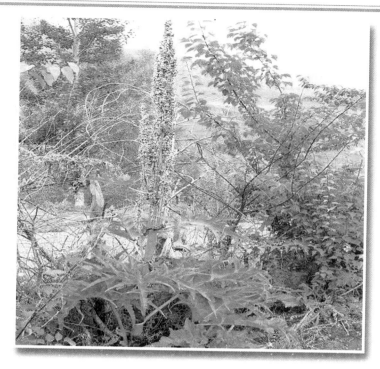

大黄根　ཞིབ་ཚེང་།

---

68. ཞིབ་ཚེང་།

ཞིབ་ཚེང་（ཆུམ་རྩ） སྡོང་པོ་བསེ་ཡི་གཟོ་བ་འདྲ། ལོ་མ་གཡུ་གཤོག་རྒྱང་བ་འདྲ། རོ་ནི་སྐྱུར་ལ་ཞུ་རྗེས་མངར། །བད་ཀན་སྨུག་པོའི་ནད་དག་ལ། །བརྟེན་ན་སྦྱང་ཞེས་དྲང་སྲོང་གསུངས། །ཆུ་ལ་བུལ་ཏོག་སེངས་པོ་སྦྱར། །ཚ་བྱས་སྐྱན་ཐབས་འཇེན་པར་རུས། །སྦྱོང་སྐྱུག་ཀུན་གྱི་ཕོད་དུ་འགྲོ། །སྐྲངས་པ་ཀུན་ལ་དོམ་ནན་བྱ། །

【译文】大黄根

大黄秆如漆管筒，叶似玉翅伸展开，其味酸而化味甘，治疗培根瘀紫症，
仙人说是服后泻。配伍碱花过滤水，引除疮伤交攻症。宜入一切泻吐药，
消散一切肿胀症。

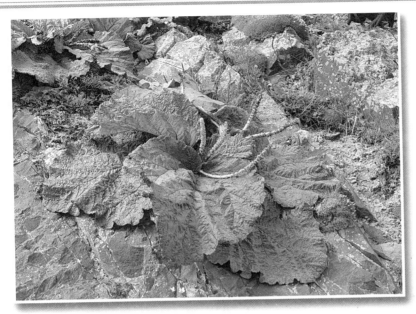

穗序大黄根　ལ་ཕོད།

69．ལ་ཕོད།

ལ་ཕོད་ཆ་བ་（ཆུ་ཆ）སྦྱོང་དུ་འགྲོ། །བསེ་སྲང་སྲ་ལོའི་ཆབ་དང་སྦྱར་ཏེ། །ཆང་ལ་བཏབ་བཏུང་གྱུ་ན་ནེ་སྐེམ། །བཅུད་རན་ཚ་བ་གསུམ་དང་མར་ཁུ་སྦྱད། །ཆང་སྐྱུར་གཡག་ཤ་ར་ཤ་དང་། །ཁྱད་མེད་ཉམས་ནེ་སྤྲང་བར་བྱ། །

【译文】穗序大黄根

穗序大黄入泻药，配伍蓼根干漆脂，调入酒中内服后，干掉小肠之宿疾。

配三热药酥油汁，适宜断除后遗症。禁忌酸酒牦牛肉、山羊肉和同妇眠。

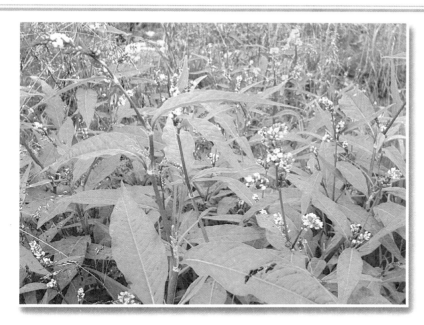

水蓼 ༼སྲ་ལོ༽

70. སྲ་ལོ།

སྲ་ལོ་ཐང་གིས་ཆུ་ཡི་ནད་ལ་ཕན། །ཁྲག་རྟའི་ཤ་དང་སྦྱར་ན་རྒྱུ་གཟེར་འཇོམས། །ཟས་སུ་ཞོ་དང་འབྲས་ཐུན་སྦྱིན། །ཆང་དང་ལུག་ཤ་ཇེས་མི་བཟང་། །ཆོང་ཞི་བཏུལ་ལ་སྨན་རྗེས་བྲ། །འབྱུང་པ་བསྲུང་བའི་ཆོ་ག་བྱ། །ཆུ་ལ་བཏབ་ན་ཁྲག་ཀྱང་ཆོད། །ནས་ཕྱུག་ནང་ན་བཏང་འབྱུང་ན། །རྐེད་པ་ན་བའི་རླུང་གཟེར་དང་། །བུ་བཙས་རྗེས་ཀྱི་ལྐང་རླུང་གཟེར་བ་འཇོམས། །གདམས་ངག་འདི་ནི་ཡ་མཚན་ཆེ། །

【译文】水蓼

蓼汤可治尿之病。配伍燕肉治肠痧，进食乳酪和米粥，绵羊肉酒切莫食，
制寒水石药后服，要作防邪之法事。撒敷脉伤能止血。调入青稞粥中服，
治疗腰部隆痛症、产后膀胱隆痛症，如此医诀真奇特。

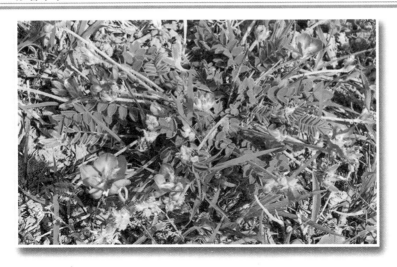

高山米口袋　ཤ་དུག་དཀར་པོ།

71.　ཤ་དུག་དཀར་པོ།

ཤ་དུག（སྦྲང་སྨུག）དཀར་པོའི་མཚན་ཉིད་ནི། ལྋོ་མ་གཡུ་ཡི་སྦྲར་ཞག་འདྲ། མེ་ཏོག་སེ་ཡི་ཏོག་དང་
ཐོག་འདྲ། ཤ་ནྱམས་འཆི་དང་བཀྱལ་བར་ནུས། ཉེ་ཡི་རྩ་བ་སྐམ་པོ་ཡི། ཕྱེ་མ་ཤིང་མཐར་ཕྱུར་ལྋོང་མྱུ་
གུ་ནྱམས། སྦྲང་དང་ཡེ་གུ་ཕྱས་ཐོས་ན། བད་ཀན་ནད་དང་ཆུ་ནད་ནྱམས། སྐྱུག་པར་འགྱུར་བར་ཕེ་ཚོམ་
མེད།།

【译文】高山米口袋

高山米口袋性相，茎叶形状似玉络，花朵状似蔷薇花，致鱼昏迷和死亡；
其根干后研成粉，配甘草牛尾蒿苗，再配蜂蜜成药糊，无论培根尿闭症，
催吐利尿两不误。

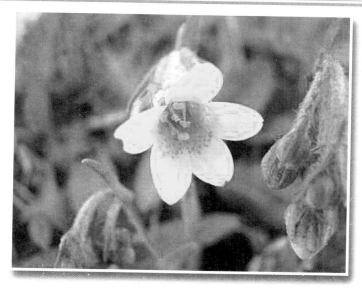

垂头虎耳草　མཆིན་པ་བཅད་འབྱོར།

72．མཆིན་པ་བཅད་འབྱོར།

མཆིན་པ་བཅད་འབྱོར་མཚན་ཉིད་ནི། ཉིན་ལྡུང་སྲིབས་ཀྱི་སྨད་ན་སྐྱེ། ལོ་མ་གཡུ་ཡི་མེ་ལོང་འདྲ། མེ་ཏོག་གསེར་གྱི་ཏོང་ཏོང་འདྲ། རོ་ནི་ཚ་ལ་ཡིད་ཚམ་ཁ། རང་གི་ནུས་པས་རྨ་གསར་འབྱོར། མཆིན་པའི་ནད་ལ་བདུད་རྩི་འདྲ། མར་དཀར་དང་སྦྱར་བཀྲུས་པ་ན། ཆུ་སེར་ཤུ་ཐོར་པ་དང་། རྒྱུ་ལྷོ་གཡན་པ་མཁལ་རྒྱབ་སྐྲན་པ་གསོ། །

【译文】垂头虎耳草

草药虎耳草性相，阳坡阴沟下部生，叶片状如玉宝鉴，花朵似金端直直，
其味辛而有点苦，自身功效愈新伤，治疗肝病如甘露。配伍白酥油外涂，
治疗旧伤黄水疮、脓疮顽癣腰肾痛。

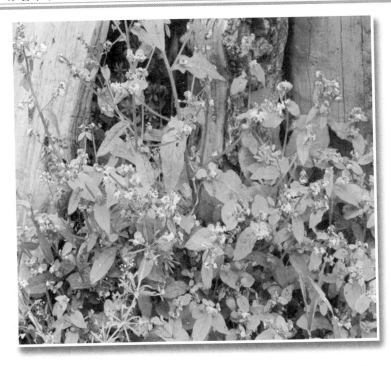

倒钩琉璃草　　ནད་མ་འབྱར་མ།

73.　ནད་མ་འབྱར་མ།

ནད་མ་འབྱར་མ་བོད་ཡུལ་དབུས་ན་སྐྱེ། །མེ་ཏོག་མཐིང་ཤུན་བཀྲ་ཤིས་རྟེ་འདྲ། །འབྲས་བུ་སྤུ་ལ་ཡུ་བ་སྟེ། །ལོ་མ་འདབ་མ་འབྱར་ཞིང་འབྲིགས། །རྩ་ཡི་དེན་སྨན་རྐྱང་པས་མཆོག །བོང་དུ་དངས་ན་རྩ་ཆད་འཇོར། །རྩ་གནན་ཆད་ཀྱང་སྐྲག་མི་དགོས། །ཟས་ཀྱང་ངེས་མེད་ཚ་སྐྱུར་སྲེས། །

【译文】倒钩琉璃草

琉璃草生在卫地，花青状似吉祥结，果实被毛有果梗，叶片表面有黏液。
单药敷疮为良药，内服接续断裂脉，要害脉断也无惧，饮食无定辛酸混。

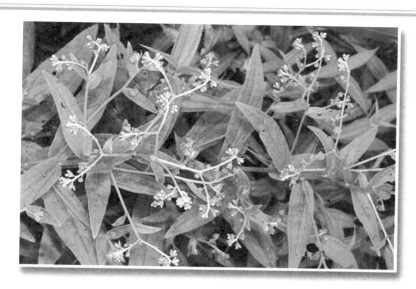

甘青琉璃草　　ནད་རྒྱུ།

74. ནད་རྒྱུ།

ནད་རྒྱུའི་མཚན་ཉིད་ནི། །ཆུ་ཀླུང་ཆེན་པོའི་འགྲམ་ན་སྐྱེ། །ལོ་མ་གང་ལ་རེག་པ་འབྱར། །འབྲས་བུ་ལྱང་ ཐང་འཕྲུ་འདྲ། །ཁྲང་ལྷོག་ཀླ་རྣམས་གང་ཡང་ནི། །ཁོང་དུ་འཐུང་ན་ཆུ་མི་གཚོད། །ཆུ་རྒྱུས་ཆད་ཀྱང་སྦྱོར་ བར་ནུས། །སྨྲ་བ་གྱོས་ཀྱང་འགྲུག་པར་ནུས། །རྨ་ལ་བཏབ་ན་ཆེན་གཙོད་ཤིང་སྐྱེད་པར་འགྲོ །འབྲས་བུ་ སྦལ་པའི་སྒོང་འདྲ། །གང་ལ་ཉེ་བ་འབྱར་ཞིང་འབྱོ། །ལོ་མ་འབྲས་བུ་དང་ལྷན་པ། །བཏུལ་བའི་ཕྱེ་མ་ཤིང་ མར་དང་། །ཆུ་དཏེ་མོ(ཡུ་གུ་ཤིང་) དང་སྤྲང་མ(ཕྱོ་སྲུབ་ཀཏེ་འབྲུ་གུ) རྣམས། །ཁོང་དུ་གཏང་ལ་ཀླ་ བཏུ། །སྐྱད་པ་རེག་ཡང་སོས་པར་འགྱུར། །ཀླ་ཡི་སྐྱོན་དྲུག་འཇོམས་པར་བྱེད། །

【译文】甘青琉璃草

甘青琉璃草性相，生在大河川河滩，叶片一触即粘住。果实如同天仙子，
治疗体腔任何疮，内服不受水伤害，筋络断裂也能接，软骨溃散亦聚敛，
贴疮去疤生新肌。种子状如青蛙卵，接触任何物即粘，连同叶片和果实，
炮制成粉配甘草、草玉梅籽千里光，内服并且外敷疮，即使脑裂也痊愈，
治疗疮伤六弊病。

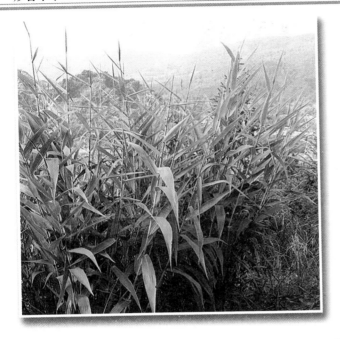

粽叶芦　བྱག་གའི་སྟོང་པོ།

75. བྱག་གའི་སྟོང་པོ།

བྱག་གའི་སྟོང་པོ་མདའ་སྨྱུག་འདྲ། །མེ་ཏོག་བསེ་ཡི་ང་ཡབ་འདྲ། །རོ་ནི་སྙུམ་ལ་ཡིད་ཚམ་ཁ། །མར་དང་
སྦྲང་རྩིའི་ཕྱེ་མ་བཏབ། །བུ་རམ་ཀ་ར་དང་སྦྱར་བས། །ཆུ་ནམས་བསྲུང་དང་བད་ཀན་བདེ། །མཆིན་ཏེ་ནད་
དང་ཆུ་ཤོར་སེལ། །

【译文】粽叶芦

粽叶芦株似箭竹，花朵状似犀牛尾，其味腻而有点苦，酥油蜂蜜调芦粉，
再配红糖和白糖，防水伤害培根安，治疗失水膈膜病。

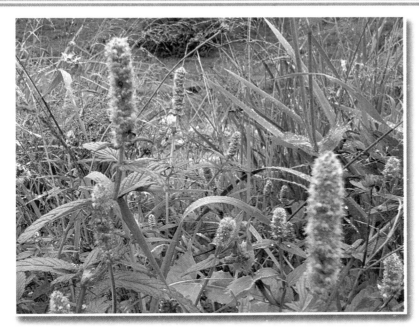

香薷　ཐེ་རུག

---

76. ཐེ་རུག

ཐེ་རུག་ལོ་མ་མཐིང་ཤུན་ང་ཡབ་འདྲ། །འབྲས་བུ་སྐྱུ་མེན་མཚོན་སྨོང་འདྲ། །རོ་ནི་བསྐ་ལ་ཡིད་ཚམ་ཁ། །བོད་ཀྱི་ཞིང་གི་གསེན་ན་སྐྱེ། །བཙོས་པའི་ཚོད་མས་བད་ཀན་སེལ། །རྨ་བར་བཏབ་ན་ཁྲག་གཅོད་འགྱུར། །སོ་ལ་བཏབ་ན་ཕྱིན་ནད་སེལ། །

【译文】香薷

香薷叶青状如扇，果似青金石灵树，其味涩而有点苦，藏地田间多生长，
做菜吃时治培根，涂敷伤疮能止血，贴敷牙齿治虫牙。

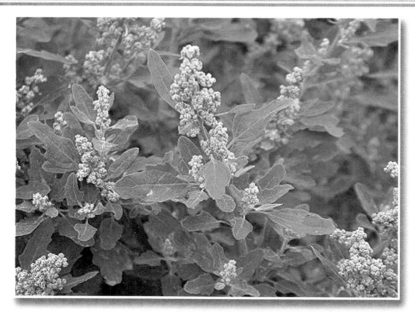

藜　སྣེའུ་བ།

77. སྣེའུ་བ།

སྣེའུ་ལོ་མ་གཡུ་ཡི་བསེ་ཡབ་འདྲ། །རྒྱབ་ན་བདུད་རྩིའི་ཟིལ་པ་ཆགས། །རོ་ནི་མངར་ཞིང་ཡིད་ཚམ་ཚ། །ཕོང་དུ་བཏང་ན་ཆུ་མི་འཇིག །རྒས་ཕིག་ཁབ་ལེན་རོ་དང་སྦྱར། །ཕོང་དུ་བཏང་ན་རྨ་ལ་བཏབ། །རུས་ཆེན་ཆག་པ་ལྷགས་མདེའུ་འབྲིན། །ཟས་སུ་སྦྱང་ཟན་ཤ་བའི་ཤ །སྐོམ་ནི་ངེས་མེད་ཚོལ་དུ་བཏང་། །བདག་མིན་གཞན་ལ་ཡོད་པ་མིན། །

【译文】藜

藜叶形状似玉扇，叶背常有甘露珠，其味甘而稍许辛。内服不惧水损害，
老藜汁液配磁石，外敷疮伤又内服，可接碎骨排弹镞。配伍酒糟和鹿肉，
烦渴无定零碎食，此福只可病人享。

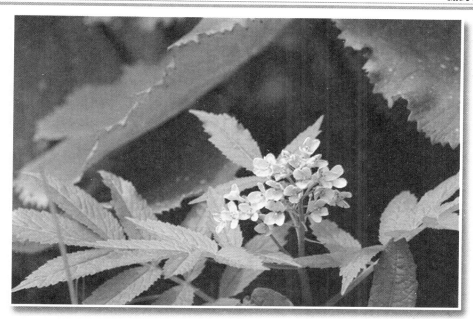

大叶碎米荠　ཆུ་རུག

78. ཆུ་རུག

ཆུ་རུག་གཙང་པོའི་འགྲམ་རོང་ནང་ན་སྐྱེ། །ཆུ་བ་གཡུ་སྦྲུལ་འཁྱིལ་བ་འདྲ། །ལོ་མ་གཡུ་ཡི་ཁབ་རྩེ་འདྲ། །མེ་ཏོག་འབྲས་བུ་གང་ཡང་མེད། །རང་གི་ནུས་པས་རྒྱུ་རྒྱུས་ཆད་པ་འབྲེལ། །ཁོང་ཤེན་ཐ་བྱུང་དང་སྦྱར་ན། །ཆུ་མི་འཇིགས་དང་སྐོམ་དང་སེལ། །

【译文】大叶碎米荠

所说大叶碎米荠，生在河岸山谷间，根如翠青蛇盘卧，叶尖如同玉针尖，

没有任何花和果★，功效筋断能续接；配伍石青兔耳草，不惧水害止烦渴。

★　原植物有花，没有花果的可能为另一种，尚未找到。

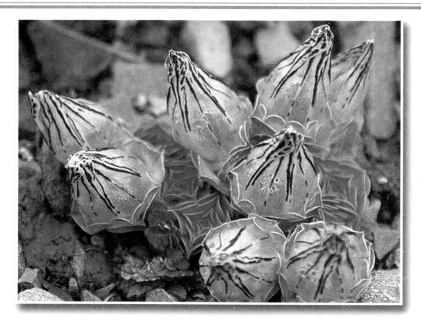

乌奴龙胆　ཟོ་བྱ་ཁྱུང་།

79. ཟོ་བྱ་ཁྱུང་།

ཟོ་བྱ་ཁྱུང་（གང་གི་ཆུང་）གཙན་པོ་རིའི་སྟོད་ལ་སྐྱེ། ལོ་མ་སྟོང་ཁལ་གཤིབས་པ་འདྲ། དཀྱུལ་ནི་གཡུ་
ཡི་རྒྱལ་མཚན་འདྲ། རོ་ནི་ཁ་ལ་མཉེས་བག་ཅན། རང་གི་ནུས་པས་ཆུ་མི་འཇིག ཕྱོགས་དང་སྦྱར་ན་ཚད་
ནད་སེལ།།

【译文】乌奴龙胆

乌奴龙胆生险山，叶片状似千针排，叶纵如同玉胜幢，其味苦而具黏液，
功效不惧水伤害，配伍佐药治热症。

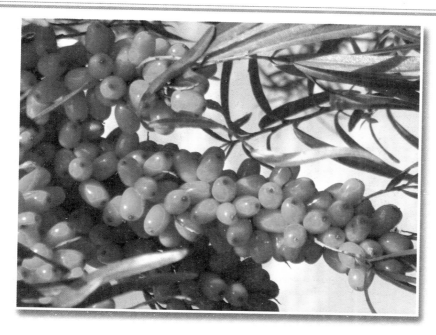

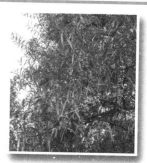

沙棘　སྟར་བུ།

80. སྟར་བུ།

དག་པའི་གདམས་པ་རིན་པོ་ཆེ། །སྟར་བུ་གདུག་རྩུབ་ཚེར་མ་ཅན། །འབྲས་བུ་ཕྱེའུ་གྱི་ཕྲུ་གུ་འདྲ། །རོ་ནི་སྐྱུར་ཞིང་སྩེ་འབིགས་བྱེད། །རང་གི་ནུས་པས་གློ་ནད་སེལ། །མ་ནུ་སེ་རྙོག་སྲོ་ལོ་དང་། །ཅུ་གང་ཨ་ཀྲོང་སྟར་བུ་ཡིས། །གློ་གཅོང་ཐམས་ཅད་ཟད་པར་རུས། །སྟར་བུ་མངར་ལ་སྦྱར་བས་གློ་སྙིང་འབྱིན། །ར་དང་རྐྱང་གི་ཤ་ཡང་ཤིས། །

【译文】沙棘

圣贤传授之珍宝，沙棘毒糙满身刺，果实如同小鸟雏，其味甚酸涩舌头，
自身功效治肺病。配伍蔷薇藏木香、竹黄高山辣根菜，再配石砾唐松草，
治疗一切肺痼疾。沙棘果配白糖蜜，肺心疾病皆排出。山羊肉和野驴肉，
配伍食用亦吉祥。

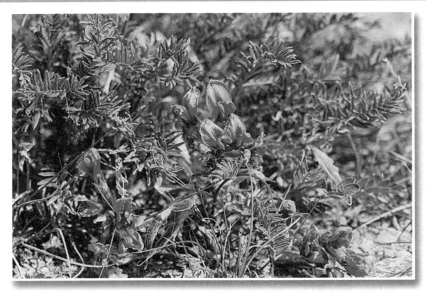

棘豆　གཉན་ཐུབ།

81. གཉན་ཐུབ།

གཉན་ཐུབ་ལོ་མ་གཡུ་ཡི་ན་བུན་འཁྲིལ་བ་འདྲ། །འདིའི་ཕྱེ་མ་རའི་ལོ་མས་སྦྱས། །སྐྲང་ཆོན་འབྲེབ་པ་
ཞི་བར་འགྱུར། །ཁྱི་བུན་དང་སྦྱར་ཚོག་པ་ཐུབ། །ཁིག་དང་མཚེར་པ་ཐམས་ཅད་ཐུབ། །དུག་སྦྲུལ་དུག་གིས་
གཟུང་ཡང་ཐུབ། །

【译文】棘豆

棘豆叶似玉螺盘，研粉山羊奶调拌，消散冥顽湿肿胀。配伍狗粪治疔疮、
一切痛风和瘰疬，毒蛇咬伤亦能治。

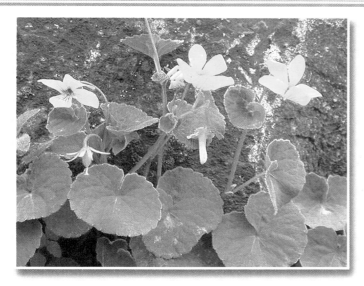

双花堇菜　ཉེ་མོང་།

82. ཉེ་མོང་།

ཉེ་མོང་སྔག་ཆུང་སྦུར་བས་པོ་བའི་ཚད་པ་སེལ། །སྦོང་པོ་གཡུ་ཡི་མཆོད་སྡོང་འདྲ། །མེ་ཏོག་གསེར་གདུགས་ཕུབ་པ་འདྲ། །ལྡུམ་མེ་ཏོག་གང་ཡང་རུང་། །ཟ་འི་ཤམ་དང་སྐག་སྲེལ་སྦྱར། །བུ་རམ་དཀར་པོ་ནོ་སྦྱར་བཙོ། །མཆིན་ཁྲག་པོ་བར་གཟར་ཟིལ་བ་བདུང་ཚི་ཅན། །ཚད་པ་སྤྱི་ལ་སྲག་མཐའ་བཏང་། །ཁུ་མོ་མའི་འབྲིན་ཕྱིན་དུ་སྦྱར། །ཁྲང་བ་ཅན་ལ་ཚང་གིས་འཕག །ཚ་བ་ཅན་ལ་རྒྱུ་ཡང་འཕག །ཧྲུལ་ནི་དེ་བཞིན་སྦོང་རྟེས་བྱ། །སྐྱེམ་དུ་མཚོ་དང་དུ་ཡི་ཞོ། །ཟས་ནི་བཅུད་ལྡན་ལ་སྦང་བར་བྱ། །ར་བ་འོན་ཞིང་རྣ་འགྲོན། །ཚང་དང་ཉོན་ཤ་གཏང་བར་བྱ། །ཉད་མ་སྨིན་བར་དུ་མི་གཏང་ངོ་། །ར་བ་འོན་དང་མིག་རྣམ་འཁྲུང་། །གང་ན་ཚ་མེད་སྨིན་པའི་རྟགས། །ཚ་བར་བྱུན་སྦོར་འཕིབས་པ་སེལ། །

【译文】双花堇菜

双花堇菜配瑞香，功效治疗胃热症。茎秆形状似灵塔，花朵状如撑金伞。
无论叶片或花朵，配伍胡椒白豆蔻、白糖和奶煎开服，治疗肝血注入胃。
配伍冰片兔耳草，催促解除诸热症。本药配伍耧斗菜，再配高山大戟根，
寒症要用酒送服，热症要用凉水服，依照热捂发些汗，渴饮马奶犏牛奶，
禁忌食用营养物。耳聋耳背隆浮沉，饮酒食用鸷鸟肉，疾病未透不可用，
耳聋眼睛变模糊，此乃疾病透出兆，治疗昏沉之热症。

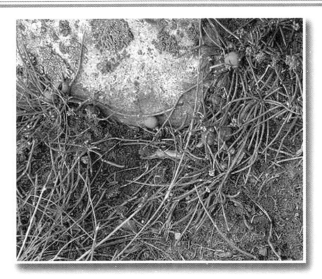

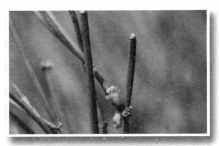

岩生麻黄　མཚེ་རྙོད།

83. མཚེ་རྙོད།

བྱག་ལ་སྐྱེས་པའི་མཚེ་རྙོད་འདི། །གྱུར་གྱུམ་ཐག་ཞུན་ཕྲི་ཡང་ཀ། །གཱ་ར་དང་སྦྱར་མཚེར་ཚད་སེལ། །ཐས་སུ་སྐྱ་ལོ་གཞན་ལོ་ཐ། །སྐྱོམ་དུ་དར་བ་རྒྱ་སྐྱ་ཤིང་། །སྐྱབས་སུ་བུ་རམ་མར་སྦྱར་བས། །ཐོར་བུའི་ཀྲུང་ཡང་ནོན་པར་བྱེད། །འོམ་བུའི་མེ་ཏོག་བཤེག་ཐལ་དང་། །ཨ་རུ་ར་དང་བོང་དར་སྦྱར། །ཕྲི་མ་རྒྱ་བསྐོལ་ལྷག །གིས་བཀྲ། །སྐྱེ་བའི་གག་པ་འཇོམས་པར་བྱེད། །རང་གི་ཉེས་པས་སྐྱོག་པའི་བྱག་པ་བྱ། །གཙིག་ཐང་འཕྱུན་ན་མགོ་ནད་ཐུག །ཀྲ་ལ་བཏབ་ན་འདུབ་པར་བྱེད། །བུ་བཙས་རྗེས་ལ་ཀྲུང་ཁོར་ལ། །དུད་པ་ཡིན་ནི་བདུག །པ་ཡིན། །ལོ་མ་རྒྱན་ཆང་ནང་དུ་བཙོས་བཏང་ན། །མཚེར་པ་ན་བ་དག་ལ་ཐན། །སྐྲང་པའི་ནད་ལ་ཞུན་ཕྱེས་ཐན། །ཀྲ་གསར་དང་པས་བདུགས་ན་ཐན། །ཤུག་པའི་ལོ་མ་བཙོས་པ་དང་། །མཚེ་དང་འོམ་བུ་བལ་བུ་དང་། །མཁན་པ་དགར་པོའི་ལོ་མ་རྣམས། །ཆང་དམ་རྒྱ་ཡི་ཁང་བུ་བཏང་། །རྒྱུ་ཆེན་ཟངས་ཀྱི་ནང་དུ། །བཙོས། །ཁུམས་སུ་བྱས་ན་གོས་ཀྱིས་ཕྱིབས། །ཇ་ལྦར་བྱུང་ན་ཕྱིས་པར་བྱ། །རྗེས་ལ་ཐང་དང་བུ་རམ་ཁོར་དུ་བཏང་། །ནད་རྣམས་བ་སྤུའི་བུ་གར་འཛིན། །

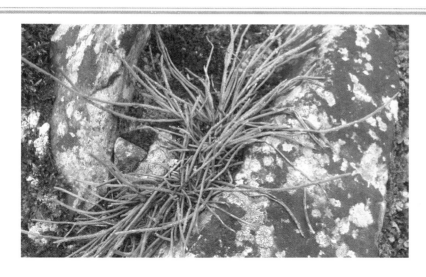

岩生麻黄 མཚེ་ནག

【译文】岩生麻黄

石岩生长之麻黄，配伍红花和岩精、甘青青兰和白糖，功效治疗脾热症，
进食母麝盘羊肉，渴饮酪浆和清水。配伍红糖和酥油，压住零星隆病头。
配伍水柏枝花灰、甘青乌头和诃子，制成散剂开水服，治疗咽喉喉蛾症。
自身功效破疔疮，独味汤服治头病，外敷伤疮能愈合。对于产后伤风症，
烧烟熏治有益处。葡萄酒煮麻黄叶，内服治疗脾脏痛。脑病可有麻黄散，
新伤新疮可烟熏。柏叶麻黄水柏枝、杜鹃叶和大籽蒿，用酒或水大锅煮，
罨浴之后衣被盖，出汗之时要擦拭，服用药汤加红糖，病从毛孔引排出。

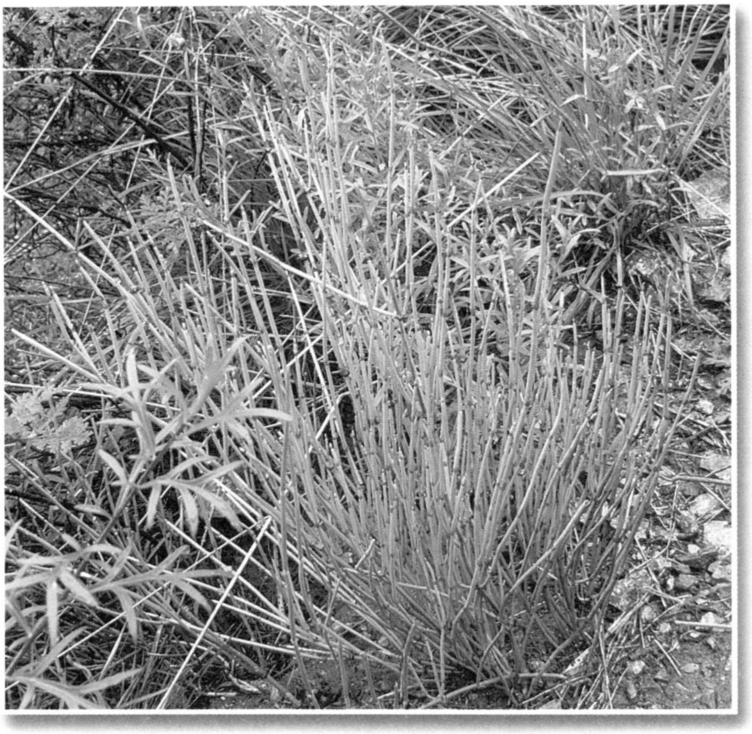

山岭麻黄　ཚེ་སྤྲོ།

84．ཚེ་སྤྲོ།

ཚེ་སྤྲོ་ཞེས་བྱ་ཏོལ་ལ་ནི་གཡུ་སྡོང་འདྲ། །སུམ་ཅུ་ཏིག་དང་རྒྱ་པར་པ་ཏ་སྦྱར་བས། །ཆུ་ཡིས་འཐུག་ཟས་སུ་ནག་འཇམ་སླ་བ་བཏང་། །རིམས་ནད་ཐམས་ཅད་འཇོམས་པ་ཡིན། །རླུང་སྐྱེས་ཚ་བ་གསུམ་པ་དང་། །བུར་ཀར་སྦྱར་ལ་ཚོད་ཟིན་བཟའ། །རི་ཐང་མཚམས་ལ་ཟབ་པར་བྱ། །

【译文】山岭麻黄

山岭麻黄称刀拉，植株形状似玉树，配伍篦齿虎耳草、角茴香等用水服，进食黑色之稀粥，治疗一切疫疠病；隆生配伍三热药，再配红糖适度服，山原界热要慎重。

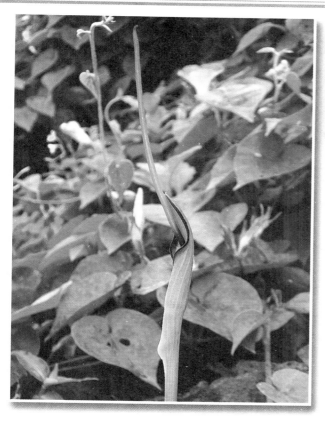
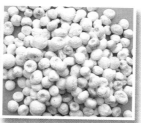

半夏 བདུད་རྩི་བུམ་པ།

85 . བདུད་རྩི་བུམ་པ།

བདུད་རྩི་བུམ་པ་གཡུ་ཡི་རྒྱལ་མཚན་འདྲ། །རིན་ཆེན་རོ་བ་སྟེན་བུ་གསོད་པར་ནུས། །བྲོ་གཞིའི་ཐན་ལ་ཤིང་མངར་དང་། །སྤྲང་རྒྱན་དཀར་པོ་སྟེན་ཐལ་དང་། །ཀ་ར་དང་སྦྱར་བློ་ནད་སེལ། །མར་རྙིང་ཤུལ་ཚ་བུ་རྡོག་དང་། །རིན་བུ་བས་ན་སྲད་ཀྱི་གྲང་བ་སེལ། །ཤུག་པགས་མ་དང་སྤྲེའི་འབྲུ། །ཕུར་མོང་ལོ་མ་སྤྲང་ཕོས་དང་། །ཐང་ཕྲོམ་འབྲས་བུ་སྦྱར་ནས་བདང་། །ཤིན་ནད་མ་ལུས་སེལ་བར་བྱེད། །

【译文】半夏

所说草药之半夏，形状如同玉胜幢，珍宝味苦能杀虫。配伍甘草白龙胆、金露梅灰和白糖，内服功效治肺病。配伍大黄陈酥油，制成药锭塞下门，祛除下体之寒症。沙生槐籽和桦皮、牛尾蒿叶和甘松、莨菪籽等制成散，一切虫病皆能除。

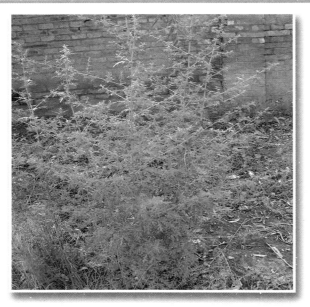

臭蒿　ཟངས་རྩི་བ།

86．ཟངས་རྩི་བ།

ཟངས་རྩི་བ་ནི་ཆམ་པ་ལ། །དུད་པས་བདུག་ན་ཕན་པར་བྱེད། །

【译文】臭蒿

所说草药之臭蒿，烟熏可治感冒病。

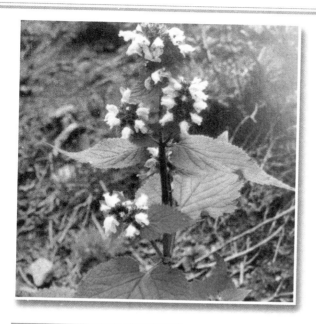

白花假秦艽 ཕུག་ཤུད་མིག་སྨན།

87. ཕུག་ཤུད་མིག་སྨན།

མིང་ནི་ཕུག་ཤུད་མིག་སྨན་ (ཞིམ་ཐིག་དཀར་པོ་) ཏེ། སྡོང་པོ་ཟུར་བཞི་སྣེ་ཅན། མེ་ཏོག་དཀར་པོ་ནམ་ མཁར་འཕུར། དར་དཀར་ཡོལ་བ་འཕྱར་བ་འདྲ། འབྲས་བུ་མཚོག་ནག་ཨ་རྫ། ཟུར་གསུམ་བྱའི་རོད་པ་འདྲ། མིག་ ལ་ནད་དང་ཚ་གྱུང་ན། ཆེན་སྐྱེས་ཤིང་ཐོག་ཟུག་གཟེར་ཆེ། བད་ཀན་སྐྱ་རིག་གང་ལ་ཡང་། མིག་ལ་བཅུག་པས་སེལ་ བར་བྱེད། འདི་ནི་ནོར་བུའི་སྙིང་དང་འདྲ། །

【译文】白花假秦艽

所说白花假秦艽，茎秆方形有棱沟，花朵白色天空飞，状似白绫迎风飘，
籽黑状似益母草，三角形似金荞麦，眼生疾病有疮粒，生疣生翳疼痛大，
培根青光看不清，放入眼中皆能治，此物真为宝中宝。

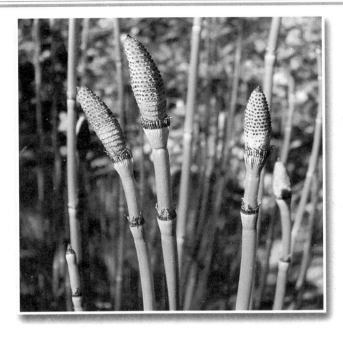

木贼　ཨ་བ་བདུད་རྩི།

---

88. ཨ་བ་བདུད་རྩི།

　ཨ་བ་བདུད་རྩི་ཐག་དཀྱིལ་ཅིག །ས་དང་སྤང་ལ་མི་སྐྱེ་སྟེ། །གཡུ་ཡི་ལན་ཕྲན་གཤིབས་པ་འདྲ། །རོ་ནི་ཡིད་ཚམ་ཁ་བ་དང་། །མེ་ཏོག་འབྲས་བུ་གང་ཡང་མེད། །མིག་ནད་གསོ་བའི་བདུད་རྩི་ཡིན། །མར་དཀར་དང་སྦྱར་རུས་ཆག་སྦྱོར། །འདི་ནི་ལྷ་ཡི་དབང་པོས་གནང་། །

【译文】木贼

木贼生长石崖中，平地草坡皆不生，状似碧玉之细瓣，条条排列成一丛。

其味稍许有点苦，没有花朵和果实，治疗眼病如甘露。配白酥油可接骨，

这是神王帝释赐，具有功效之良药。

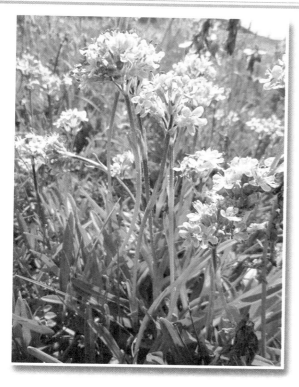

甘松　སྤང་སྤོས།

89. སྤང་སྤོས།

སྤང་སྤོས་ལོ་མ་གཡུ་ཡི་གཤོག་པ་འདྲ། །མེ་ཏོག་དམར་པོ་སེལ་ཐོག་འདྲ། །རྩ་ཞིམ་རང་གི་གགག་སྟོག་
དང་། །སྲིན་གྱི་ནད་རྣམས་ཐམས་ཅད་ལ། །འབུངས་དང་བྱུགས་ལ་སོས་པར་འགྱུར། །སྲིན་ནད་ལ་བདུད་རྩི་
འདྲ། །བདུགས་ན་ཐར། །གཞན་ཡང་གཙན་ནད་ཀུན་ལ་ཤིས། །

【译文】甘松

甘松叶片似玉翅，花朵红色似红缨，根子香气很浓烈。治疗喉蛾和疔疮，
并且治疗诸虫病，内服外敷皆痊愈。治疗虫病似甘露，烧烟熏疗也有益。
治疗瘟病亦吉祥。

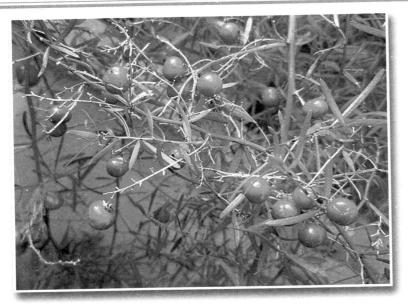

天门冬　ཉེ་ཤིང་།

90. ཉེ་ཤིང་།

ཉེ་དུ་ཤིང་（ཉེ་ཤིང་）གཡུའི་སྐྱེར་ཞིང་ལ། །ལྷོ་ལ་ལྕགས་ཕྱེ་གཏོར་བ་འདྲ། །འབྲས་བུ་ལྕགས་ཀྱི་འབུ་བུ་འདྲ། །རོ་ནི་ཁ་དང་བསྐལ་ལ་བསྣས། །རང་གི་ནུས་པས་བད་ཀན་ཇེན་པ་འཇོམས། ། རྩ་བ་ལྦ་ཡི་ཕྱེད་དུ་འགྲོ། །བར་དཀར་སྦྲང་དང་གསུམ་སྦྱར་ན། །ཟས་བཅད་ནུས་གསུམ་བསྟེན་པ་ཡིན། །བད་ཀན་ཇེན་ཐབས་ཞི་བར་འགྱུར་བ་ཡིན། །

【译文】天门冬

天冬状似玉小檗，叶面如同撒铁粉，果实好似铁疙瘩，其味苦而有点涩，
治疗培根胃脘病，可入五根药方剂，配上蜂蜜红白糖，空腹之后服三剂，
培根脘症自平息。

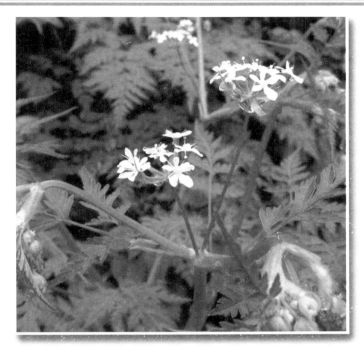

林地峨参　ཤ་བ།

91. ཤ་བ།

ཤ་བ་ནི་གཡུ་ཀྱུང་བ་འདྲ། །མེ་ཏོག་མཐིང་ཤོག་གདུགས་ཕུབ་འདྲ། །གདུག་རྩུབ་ཚེར་མས་ཐམས་ཅད་
བཀྱུན། །རང་གི་ནུས་པས་སྦྲུལ་དུག་གསོད། །རྩ་བ་ལྔ་ཡི་གཙོ་བོ་ཡིན། །ཡོན་ཏན་བརྒྱ་བཀྱོད་གཞན་ཡང་
གསལ། །

【译文】林地峨参

林地峨参碧如玉，花朵蓝青呈伞状，毒糙锐刺布满身，自身功效解蛇毒，

五根方药之主药，功效百种见药典。

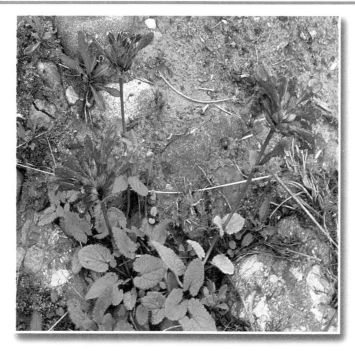

螃蟹甲　ལུག་མུར་པ།

92．ལུག་མུར་པ།

ལུག་མུར་པ་ནི་མེ་ཏོག་དམར། སྡོང་བུ་མཁར་ཐབ་དམར་སྐྱ་མདོག །རྩ་བ་གཡུ་ཡི་རྩ་བ་འདྲ། །མངར་
ལ་བསྐ་བའི་རོ་དང་ལྡན། །ཆུ་རྣམས་གསོ་བར་བྱེད་པ་ཡིན། །བད་རླུང་འཐབ་པའི་ནད་རྣམས་ལ། །ལུག་
མུར་ཆུ་གོད་དག་ལ་སྦྱར། །ཁྲག་བ་སྐྱན་ཅན་ཞི་བར་འགྱུར། །ཆུ་བ་ལྷ་ཡི་ཤོད་དུ་འགྲོ། །མར་མུར་མེ་ཕྱུགས་
ཤོག་སྨན་དག་ཏུ་བཟང་། །ཁ་དུག་གཟེར་ཐབས་རིམས་གཅོང་འཁྲུག་པ་སྦྲོ་ནད་ལ། །ཆུ་བ་ཆུ་ལ་བསྐོལ་ལ་
རན་པར་བཏང་། །གནག་ཉའི་ཤོག་སྨན་དུ་ཡང་བཟང་། །

【译文】螃蟹甲

花朵红色螃蟹甲，茎秆淡红祭坛色，根子形状似玉根，其味甘而有点涩，
功效治疗伤和疮，并治培隆交攻症。螃蟹甲配亚大黄，功效平消寒痞瘤。
可与五根药配伍，再配酥油内服时，人畜内服之良药，治疗肉毒疼痛症、
疫疠瘤疾紊乱症，并且治疗诸肺病。根子加水适当煮，牛马内服之良药。

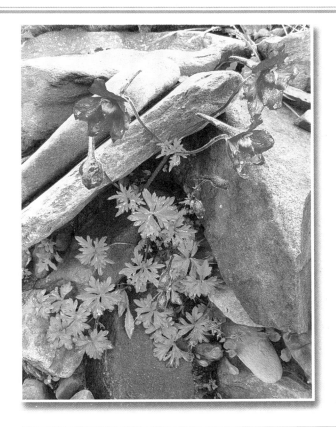

蓝翠雀花　 མེ་ཏོག་བྱ་ཀང་།

---

93. མེ་ཏོག་བྱ་ཀང་།

མེ་ཏོག་བྱ་ཀང་སྣང་པོ་སྟ། །ཆང་དང་སྦྱར་ན་ཚ་འཁྲུ་འཆད། །ཆུ་དང་སྦྱར་ན་གྲང་འཁྲུ་འཆད། །འབྲས་དང་སྲན་མའི་ཕྱེ་མ་ཡང་། །སྐབས་སུ་བཅས་ན་གཏང་བར་བྱ། །ཡང་ན་འདི་ཡིས་ཀླད་འཛག་དང་རྨ་རྙིང་གཅོད། །ཟོར་ནས་བཅུན་ན་མངལ་ནད་སེལ། །

【译文】蓝翠雀花

蓝翠雀花大象鼻，与酒配伍止热泻。与水配伍止寒泻。大米豆粉配一起，
随时可以口内服，本药功效止脑漏，并可治疗旧伤疮，若与佐药配伍时，
还可治疗子宫病。

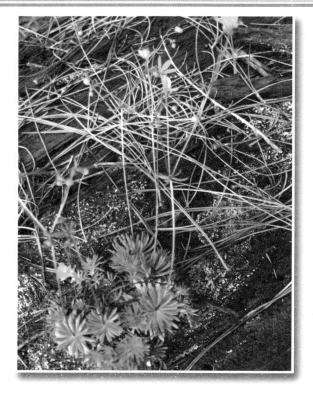

篦齿虎耳草　སུམ་ཆུ་ཏིག

94．སུམ་ཆུ་ཏིག

སུམ་ཆུ་ཏིག་གིས་རུས་པའི་ཚད་པ་སེལ། །སྡོང་པོ་བྱི་རུའི་མཚོད་སྡོང་འདྲ། །མེ་ཏོག་གསེར་གྱི་ས་
ག་འདྲ། །སྦྱར་བས་ཀུན་གྱི་གྲོགས་སུ་འགྱུར། །སུམ་ཆུ་ཏིག་དང་སྟེན་མའི་མེ་ཏོག་དང་། །སྲིན་གི་ཤོ་ཤ་སྲིན་
གར་སྦྱར། །ཁར་བཅུད་འགྱུར་ཏ་ལ་སྐོལ། །གནས་སྲིན་རྩ་ཡིས་འཕལ་བར་བྱ། །སྲིན་དང་རུས་ལ་ཞུགས་
པའི་ཚད་པ་སེལ། །

【译文】篦齿虎耳草

篦齿虎耳清骨热，茎秆状似珊瑚树，花似金色氐宿星，可为诸药之佐药。

配金露梅花广枣，再加八倍白糖引，陈雪之水送下腹，治疗心热和骨热。

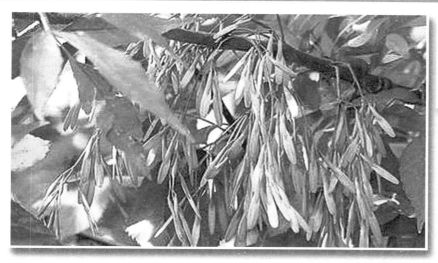
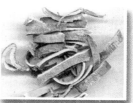

秦皮　སྐྱི་ཞུར།

95. སྐྱི་ཞུར།

སྐྱི་ཞུར་ལྕང་མ་འཁྱར་བ་འདྲ། །དེ་ཡི་ཤུན་པ་བཀོག་པ་ནི། །རང་གི་ནུས་པས་རུས་ནད་གསོ། །ཐལ་ཀ་རྡོ་རྗེ་དང་སྦྱར་ན། །ཀུང་ལག་ཆག་པའི་རྩ་བ་སྲེས། །སྨུ་ཟི་དང་སྦྱར་ཀང་རུས་བཅད། །འབྲས་བུ་གསུམ་དང་སྦྱར་བ་ན། །ཀུང་གི་ཤ་རུས་བསྐྱེད་པར་བྱེད། །བཟང་དྲུག་ག་བུར་ཆུར་སྦྱར་ན། །ཀུང་གི་ཚོན་པ་གཙོར་པར་བྱེད། །ཁུ་གུལ་རྒྱ་ཕྱོས་དང་སྦྱར་ན། །སྐྱོག་པའི་ཆུ་དང་སྦྱར་བ་ནི། །དེས་ནི་ཀུང་གི་འབུ་ཡང་གསོ། །ཀུང་རིགས་ཆག་ན་གསོ་བ་ཡིན། །ཀླུ་འབྱོར་སྐྱང་རལ་དག་ཏུ་གསོ། །ཀ་ར་སྟ་ཏིག་དང་སྦྱར་བུ་ཡང་འབྱིན། །སྐྱོར་བའི་གྲོགས་སུ་ལ་རེ་བཟང་། །ཟས་སུ་མར་གཡེར་ཤ་གསར་བྱེད། །ཆུ་ལ་ཕྱོགས་ཆམ་སྣམ་པར་བསྐོལ། །ཆུ་ཡང་སྦྱང་བས་ཆུ་མི་འཇིགས། །

【译文】秦皮*

秦皮树似白杨树，剥取此树之树皮，自身功效治骨病。草决明子配秦皮，敛合臂腿软骨裂。配伍硫黄续足骨。配伍三果组成方，生长腿足肌肉骨。配六良药冰片水，功效清除腿足热。配安息香草木樨，并且加配大蒜水，功效治疗腿足虫，并治股骨髓断裂，涂敷伤疮治脑裂。配伍白糖虎耳姜，治疗难产又催生，配伍佐药疗效好。食用之时配酥油，再配花椒新鲜肉，用水煎煮稍许干，功效活水水不害。

★ 秦皮；即香白蜡树皮。

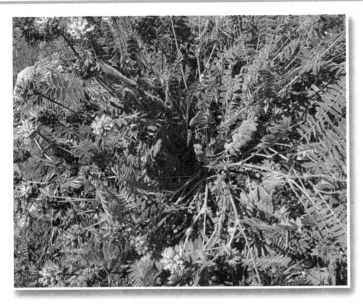

黄花棘豆　ཤེལ་སྐྱང་མ།

96. ཤེལ་སྐྱང་མ།

ཤེལ་སྐྱང་མ་ཞེས་བྱ་བ་ནི། སྟོང་བུ་ཟུར་ཏེ་ལྔ་པ་ཅན། ལོ་མ་མདངས་ཅན་མེ་ཏོག་སེར། མེ་ཏོག་ཡང་ཡོད་པ་ཡིན། ཕྱུགས་ཀྱིས་ཟོས་ན་འཆི་བར་བྱེད། རློན་པ་བཏུངས་ཏེ་རྨ་ལ་སྦྱར། ཆད་པའི་ཚད་པ་འཇོམས་པར་ནུས། སྐམ་པོ་ཕྱེ་མ་ཆུ་གྲང་སྦྱར། བཏུང་ན་ཚད་པ་གསར་པ་སེལ།།

【译文】黄花棘豆

所说黄花棘豆药，茎秆具有五条棱，叶有光泽色泽艳，花朵黄色也有光，
牲畜食后则会死，鲜药捣泥敷伤疮，功效可解伤疮热，干药研粉凉水服，
可解初期发热症。

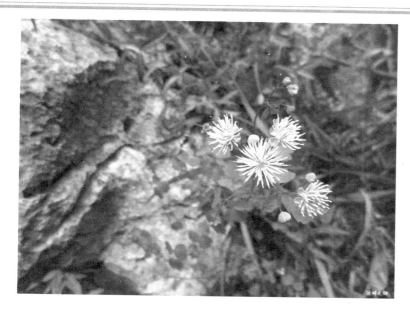

石砾唐松草　ཨ་ཀྲོང་པ།

97. ཨ་ཀྲོང་པ།

ཨ་ཀྲོང་པ་ཞེས་བྱ་བ་འདི། །སྟོང་པོ་སྨྱུ་ཤིང་ནག་པོ་འདྲ། །མེ་ཏོག་གསེར་གྱི་ཚ་ལོ་འདྲ། །བདུད་རྩི་ཟིལ་པ་སྤུམ་གྱིས་བརྒྱན། །ཁྱང་ལོག་ནག་སྨེ་སྟོར་བ་ལ། །འདི་ནི་མེད་ན་འབྱུང་མི་འགྱུར། །ཨ་ཀྲོང་པ་དང་ཙུ་གང་གཉིས། །སྨྱོ་ལོ་རྒྱུན་འབྱམ་ཤིང་མངར་དང་། །ཁལ་བྱ་ལོམ（ད་ཤིས་དཀར་པོའི་ལོམ）སྤར་བྱ་དང་། །ཕྱི་ཡི་ཚང་དང་ར་ཤ་བྱིན།

【译文】石砾唐松草

所说石砾唐松草，植株状如水柏枝，花朵状如金飘带，常带露珠而油润，
功效能干体腔脓，若无此药干瞪眼。配伍竹黄和葡萄、甘草高山辣根菜、
小叶杜鹃沙棘果，再加白糖清肺热，进食麦酒山羊肉。

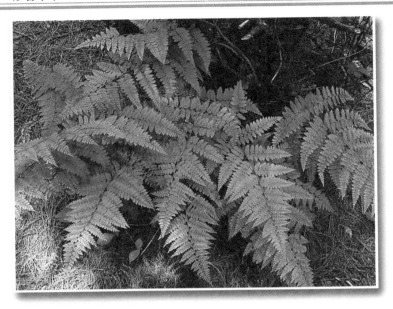

骨碎补　ཕུར་བུ་རེ་རལ།

98．ཕུར་བུ་རེ་རལ།

ཕུར་བུ་རེ་རལ་རུས་པའི་ཚད་པ་འདོན། །ཆུ་ལས་སྒྲུང་ཏུགས་ཁ་ཡོང་དུ། །འབྲས་བུ་གསུམ་དང་སྐྱེ་ཚེས་
དང་། །ལི་ག་དུར་གྱི་ཕྱེ་མ་བཏགས། །ཅི་ཚམ་ནུས་པར་བཏུང་བར་བྱ། །ཟས་སུ་ཇ་བྲན་གཡུང་དག་དང་། །མར་
གསར་འབྲས་ཀྱི་ཡུང་དག་བྱེན། །

【译文】骨碎补

骨碎补能清骨热，浸泡水中取汁液，调入三果宽筋藤、岩白菜之细粉末，

能喝多少喝多少，进食犏牛绵羊肉、新鲜酥油大米粥。

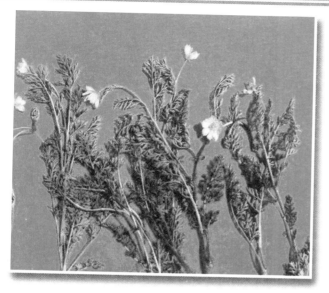

蓝花侧金盏　ཀྱི་ཚེ་བ།

99. ཀྱི་ཚེ་བ།

ཀྱི་ཚེ་བ་ནི་ལོ་མ་གཡུ་བྱུན་གཏོར་བ་འདྲ། །མེ་ཏོག་དུང་གི་ཕོང་ཕོང་འདྲ། །འབྲས་བུ་ལྕགས་ཀྱི་གོང་བུ་འདྲ། །རོ་ནི་ཚད་བསྲུང་དྲི་རྩུབ་ལྷན། །ཁ་ལ་སྤུར་ཏེ་བསྐུས་བྱས་ན། །ཁྲ་འདར་ཆེན་སྐྱི་ཕྱུ་བ་དང་། །ཀྲུ་ཕུ་ཕུ་བ་འབྲས་ནད་འཇོམས། །ཕྲིག་དང་ཕོར་བ་ཐམས་ཅད་སེལ། །བྱུགས་པའི་ཡོན་ཏན་བསམ་མི་ཁྱབ། །

【译文】蓝花侧金盏

所说蓝花侧金盏，叶片状如玉瓶片，花朵形状像喇叭，果实形状像铁蛋，
其味防热其性糙，配伍酥油外涂敷，治疗伤疤黄水疮，并治疖疮痛风症，
一切疱疹皆能治，涂敷功效说不尽。

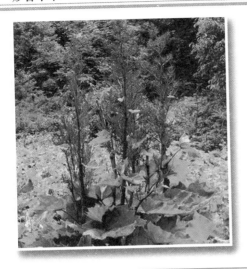

大黄　ཆུམ།

100. ཆུམ།

ཆུམ་གྱི་ལོ་མ་ཆུ་ཡི་ལོ་མ་འདྲ། །སྡོང་པོ་ཤིན་ཏུ་ཆེ་བ་སྟེ། །རང་གི་ནུས་པས་བཤལ་ཡང་ནུས། །ཆུམ་དང་ལོ་མ་སྦྱར་གྱགས་ན། །ཡན་ལག་རྨས་པའི་ཕྱག་ན་སྟིན་ཕྱེར་བྱེད་ལ་ཕན། །ཆུམ་ཆ་དང་ནི་ཐར་ནུ་སྦྱར། །གཟེར་ཐུང་ནད་རྣམས་འབྱེ་བར་བྱེད། །ར་དུག་པ་ཡི་མེ་ཏོག་དང་། །ཨ་རུ་ར་དང་ཆུམ་ཆ་དང་། །ཁྲ་ལ་བཏབ་ན་འདུལ་བར་བྱེད། །མིག་ལ་ཟུག་མ་ཟུག་པ་ན། །ཁུ་བ་བླུད་ན་ཕན་པར་འགྱུར། །སྐྲང་དང་ སྩོག་པ་ཞུགས་པ་ན། །ཆུམ་ཆའི་ཐལ་བ་མར་དང་བྱུགས་ན་ཕན། །གཅིན་སྟི་བ་དང་མཁལ་སྐེད་ནུགས། །ཁོག་ཏུ་བཏང་ན་ཕན་པར་ བྱེད། །སྲོ་ལོ་དཀར་པོའི་རྩ་བ་བཅོས་བཏུལ་ཏེ། །སྡོར་བ་ཡང་ལྐེར་ཕྱས་ཀྱི་སྲོ་ནད་སེལ། །བསྟོལ་ཐུན་མང་ དུ་བླུས་ན་ལྐོ་གཅོང་ཟད་པར་ནུས། །སྲོ་བཙོལ་བ་ལ་འབྲི་ལྐོག་དང་། །སྲོ་ལོ་སྦྱར་ཏེ་ཟོས་ན་ཕན། །

【译文】大黄

大黄叶如亚大黄，茎秆非常高又大，自身功效能下泻。根叶配伍外涂敷，四肢疮伤一扫光。大黄配伍大狼毒，功效治疗刺痛症。赤芍之花和诃子、大黄三药研成粉，撒敷疮伤能愈合。芒刺划伤眼睛时，榨汁滴眼很有益。疔毒侵入肿胀时，大黄灰配酥油敷。小便癃闭肾腰痛，煎汤内服很有益。配伍无茎芥之根，所有配方治肺病。煎汤多服消肺痨，配伍紫草无茎芥，可以治疗肺穿裂。

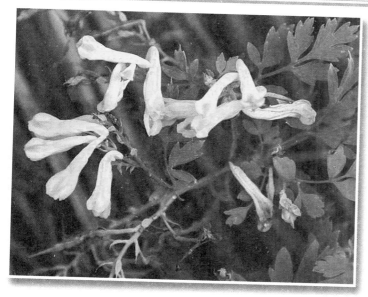

矮紫堇　ཙི་དམར་ཀུང་གཅིག

101. ཙི་དམར་ཀུང་གཅིག

ཙི་དམར་ཀུང་གཅིག་ཅེས་བྱ་བ། །ལོ་མ་ཤུག་པལ་དགྲིས་པ་འདྲ། །རྩ་བ་གཅིག་ལ་ལོ་མ་བརྒྱད། །གསེར་གྱི་མེ་ཏོག་སྟོང་དང་ལྡན། །བདུད་རྩི་ཟིལ་པ་ཆགས་པ་འདྲ། ། དྲི་ཞིམ་རོ་ནི་མཆོག་ཏུ་བ། །ཚད་པའི་ནད་ལ་བདུད་རྩི་འདྲ། །ཀུན་གྱི་གྲོགས་སུ་མེད་ལ་མེད། །ཀྲ་ལ་འཆི་བ་སོས་པར་ནུས། །གཞན་ཡང་ཡོན་ཏན་བརྗོད་མི་ལང་། །ཀ་ར་དང་སྦྱར་སྙིང་ཚད་སེལ། །ཆུ་ལ་སྦྱར་ན་འཁྲུགས་ཚད་སེལ། །ཚད་པའི་སྐྱོན་ལ་བཟར་ཐོན་ནུས། །

【译文】矮紫堇

所说草药矮紫堇，叶裂如同绿绒蒿，根子一条叶八片，金色花朵有千朵，常常带有甘露珠，气味芳香味甚苦，清解热病如甘露。辅佐诸药入配方，致死伤疮能治愈。配伍白糖清心热，凉水可清紊乱热，热症病患全能除。其他功效说不尽。

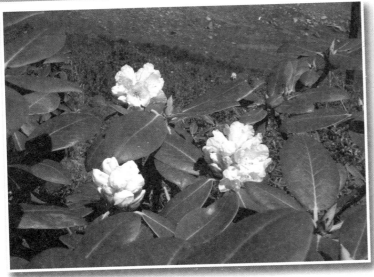
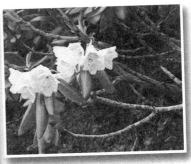

杜鹃花　སྟུག་པའི་མེ་ཏོག

102. སྟུག་པའི་མེ་ཏོག

སྟུག་པའི་མེ་ཏོག་རོ་ནི་སྐམ་ལ་རྣོ། །ཚི་མར་དང་སྦྱར་བསྐུས་པ་ན། །ཁོ་དང་བྲི་རྫ་ཞི་བར་བྱེད། །

【译文】杜鹃花

性燥而锐杜鹃花，配伍酥油外涂敷，治疗疥癣和雀斑。

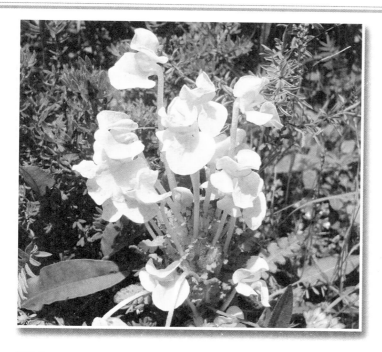

凸额马先蒿　ལྒ་རུ་མེ་ཏོག

103．ལྒ་རུ་མེ་ཏོག

ལྒ་རུ་མེ་ཏོག་སྐྲང་སྡུ་དང་སྒྱུར་ན། །ཆང་གི་ནུས་པ་འཇོམས་པར་བྱེད། །ཆད་པའི་ནད་ལ་མི་གནོད་
ཅིང་། །ཆང་ནད་ཆུང་བར་བྱེད་པའོ། །ཕྱེ་མ་ཆང་ངམ་མར་དུ་བསྐོལ། །དུག་ནི་དུག་དང་ཚད་རིམས་འཁྲུ་བ་
གཅོད། །སྣ་ཁྲག་ཕྱུང་ན་ཕྱེ་མ་སྣར་སྦྱག་ཆད། །

【译文】凸额马先蒿

所说凸额马先蒿，配伍伞房马先蒿，治疗酒病有功效，对于热病无伤害，
而能减轻饮酒病。粉用酒或酥油煎，解毒并治热疫泻。粉末吹鼻止鼻血。

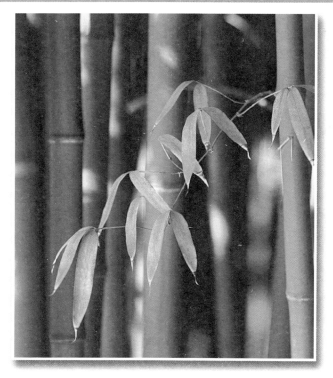

竹叶　སྦུག་མའི་ལོ་མ།

104. སྦུག་མའི་ལོ་མ།

སྦུག་མའི་ལོ་མ་དོང་ལེན་དང་། །ཁྲི་མ་མེ་ལོང་ནང་དུ་ཞོ་དང་སྦྱར། །ཀྲུ་ལ་བྱུགས་ན་གསོ་སྨན་ཕྱེད། །སྦུག་མའི་ལོ་མ་དོང་ལེན་ཆ་སྙོམས་བྱ། །

【译文】竹叶

青竹叶和兔耳草，二药配伍制成散，铜镜里面酪调糊，涂敷伤疮可愈疮。

青竹叶和兔耳草，二药配伍要等份。

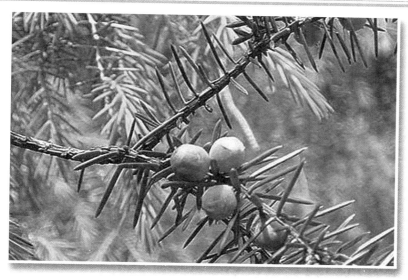

刺柏果 ཤུག་པ་ཚེར་མ་ཅན།

105 . ཤུག་པ་ཚེར་མ་ཅན།

ཤུག་པ་ཚེར་མ་ཅན་གྱིས་ནི། །ཆུ་འགགས་ཚ་བཤལ་འབྱིན་པ་ཡིན། །དབྱར་ཞི་དགུན་སོས（དབྱར་ཚ་
དགུན་འཐུ）ཀ་ཀ་ནི། །ཆུ་བ་ལོ་མ་དང་བཅས་པ། །ཁྲར་གསེར་གྱི་ཕྱེ་མ་དང་། །ཤུལ་པ་སྦྱར་ནས་གྱི་བ་
རིག་ནད་ཐམས་ཅད་དང་། །ཆུ་ཡི་ནང་དུ་འཆུང་བར་ཟེག །ཟས་སུ་ཆང་དང་བུར་རོན་བཏང་། །མི་ཏ་ཁྱི་
གསུམ་ཞེས་མི་རུང་། །གཞན་པའི་རིག་ནད་གཡེར་བར་ནུས། །མི་མིན་ཀླུ་ཡི་དབང་པོས་བཀའ། །

【译文】刺柏果

刺柏叶果通尿闭，并且能治下泻病；根叶配伍冬虫草、红糖以及金礞石、
冬葵果等组成方，治疗喉症和痛风、肾中产生之疾病，饮食宜用酒红糖，
要避人马狗灾害，严重风湿能清爽，此方非人龙王说。

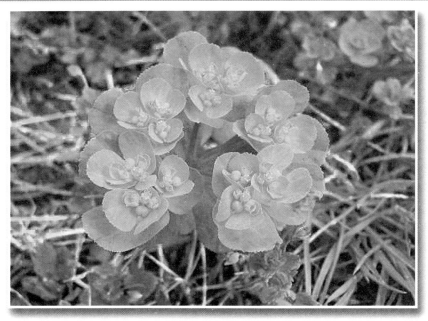

白狼毒 དུར་བྱེད།

106. དུར་བྱེད།

དུར་བྱེད་ཐར་ནུ་འདྲ་བ་སྟེ། །རང་གི་ནུས་པས་བཤལ་བར་བྱེད། །དུར་བྱེད་མི་རུས་བཙན་མ་དང་། །ར་ཡི་ཀང་མར་སྦྱར་བྱུགས་ན། །ཡན་ལག་རྐྱ་ཡི་པགས་ནད་བྱེར་ལ་ཕན། །དེ་སྟེང་མི་ཚིལ་གྱོང་བས་དཀྲིས། །ཡང་ད་བ་མར་དཀར་ཚིལ་སྦྱར་ལ་བྱུགས། །

【译文】白狼毒

白狼毒似大狼毒，自身功效能下泻。锈迹人骨白狼毒、山羊股髓配伍敷，
可治四肢疮扩散，其上涂敷人油脂，包扎好后疮可愈。或与烟絮白酥油，
再配油脂敷疮面。

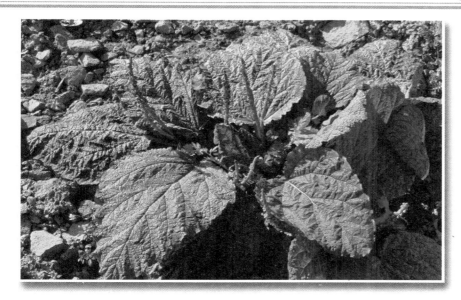

穗序大黄　ཆུ་བ།

107．ཆུ་བ།

ཆུ་བ་ལོ་མ་ཤིན་ཏུ་ཆེ། །རང་གི་ནུས་པས་རྨ་ཚད་སེལ། །ཆུ་བས་རྨ་ནད་གསོ་བར་བྱེད། །ཆུ་ཙ་དང་ནེ་
ཡུང་བ་དང་། །སྐྱེར་པའི་བར་ཁུན་ཞོ་སྦྱར་བྱུགས། །ཡན་ལག་སེར་པོ་སྐྲངས་པ་སེལ། །མར་དང་སྦྱར་བྱུགས་
རྨའི་ཁབུ་གསོ་བར་བྱེད། །

【译文】穗序大黄

穗序大黄叶很大，自身功效清疮热，根子治疗伤和疮。穗序大黄和姜黄、
小檗中皮酪调敷，治疗四肢发黄肿。配伍酥油涂敷时，疮伤能够生新肌。

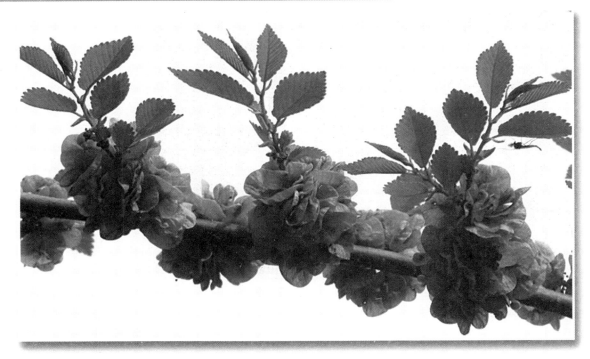

榆树 ཨོ་འབོག་ཤིང་།

108. ཨོ་འབོག་ཤིང་།

ཨོ་འབོག་ཤིང་ནི་སྡོང་པོ་ཅན། །ལྕུག་མ་ཐུར་མོའི་ལོ་མ་འདྲ། །ཨོ་འབོག་གྲུབ་པའི་ཐང་ཆུ་དང་། །སྒོ་ངའི་ནང་གི་སེར་པོ་དང་། །ཅུས་པའི་སྤྱིན་གྱི་ཡན་ལག་གི་ ཚིགས་ནང་ཀུང་སྦར་འགྲོ་བ་ན། །ཡན་ལག་ཚིགས་ལ་ བསྣམས་པའི་སྨན། །ཕྱིང་བ་དར་དོང་དུམ་བུར་བསྣམས། །ཚིགས་མིག་མེ་བཙའ་བྱ། །རས་འཇམ་ཁ་ལ་ལོག་ མེད་པར་དགྱིས། །ལུས་པོ་འབོལ་སྟན་ཁྲི་ལ་བཞག །འགུལ་བསྐྱོད་མི་བྱ་ཐོས་ནས་ན། །

【译文】榆树

榆树干高分枝多，叶片状如细柳叶，榆树汁液加蛋黄，再加骨胶制成糊，
缚敷四肢各关节，毡片薄皮缠包扎，治疗关节髓炎疼，关节眼上要火灸，
绵软布块包均匀，身卧软垫之床上，不要活动慢慢养，如若活动则肿疼。

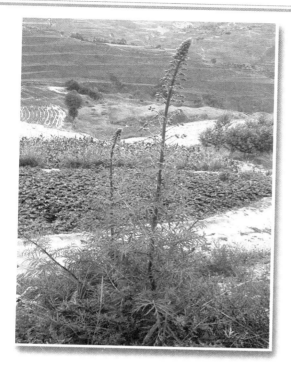

熏倒牛　ཚིག་དུག་ནག་པོ།

109. ཚིག་དུག་ནག་པོ།

ཚིག་དུག་ནག་པོ་ཞེས་ཀྱང་ཟེར། །ཁ་སྨན་བ་ཞེས་བྱ་བ་ཡིན། །འབྲུ་གུ་གོ་སྙོད་འདྲ་བ་ལ། །ལོ་མ་ཆུང་དུ་སྤུ་བ་ཅན། །རང་གི་ནུས་པས་ཡན་ལག་གི །ཉ་ནམས་སྐྲང་བ་འདུལ་བར་བྱེད། །འབྲུ་གུ་ལྭ་ཙི་དུག་དང་། །ཤུ་དག་ཤིང་རོས་ཀྱུ་ཟེ་དང་། །ཤིང་ཀུན་དང་ནི་སྦྱར་བྱས་ན། །རྨ་ཡི་ཚད་པ་མ་ལུས་དང་། །ཀྱང་པ་ལག་པའི་གཟན་ནད་ཀུན། །ལུམས་སུ་བྱས་ན་འདུལ་བར་བྱེད། །སྦྱོར་བའི་གྲོགས་སུ་ཀུན་ལ་འགྲོ། །དྲང་སྲོང་རྣམས་བདག་ལ་གདམས་པ་ཡིན།།

【译文】熏倒牛

一名叫洛毒纳波，又名称为尼曼巴，种子状如藏茴香，叶片小而被绒毛，
功效可散四腓肿★。"种子"★麝香藏菖蒲、雌黄雄黄和硫黄、阿魏等药配成方，
清除一切伤疮热、臂腿一切瘟毒病，罨浴治疗能消除。此药可入各种方，
此方圣贤向我传。

★　四腓肿：两手臂、两小腿肌肉肿胀。
★　种子：熏倒牛的种子。

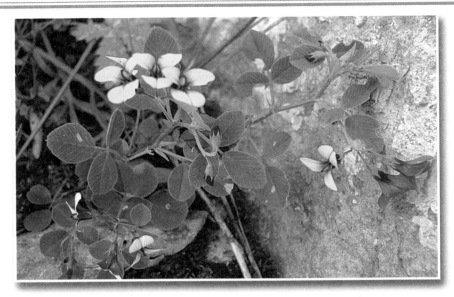

花苜蓿　ཆུ་སྒྲོས་པ།

110. ཆུ་སྒྲོས་པ།

ཆུ་སྒྲོས་པ (རྐྱེན་གཤིར་དང་ཨ་ཁྲལ་ན་དྲེ་ཞེས་པ། རྣམ་ན་དྲེ་རོ་ཁྲལ་བ་ཡིན) ཞེས་བྱ་བ་ནི། འདབ་མ་རྨོ་ཆུང་སྒུགས་བཀག་ཚན། མེ་ཏོག་སེར་པོ་སྲན་ཆུང་འདྲ། ཁྲང་བུ་སྲན་ཆུང་འདྲ་བ་སྟེ། ཁང་ན་འབྲུ་གུ་སེར་པོ་ཚན། དེ་ནི་སྨན་དུ་བཟང་བ་ཡིན། དབ་ཚོས་མེ་ཏོག་ནག་ནས་ཀྱང་། འབྲས་བུ་ནག་པོ་ཏིལ་འབྲུ་འདྲ། རང་གི་ནུས་པས་ཆུ་མི་འཇིགས། ཀྲ་ཡི་ཚ་བ་འཛིན་པར་བྱེད། ཀྲ་རྣམས་ཀུན་ལ་མཆོག་ཏུ་ཚན།

【译文】花苜蓿

所说草药花苜蓿，叶似小锄向内卷，花黄形似小豆花，果荚形似小豆荚，
荚内种子为黄色，此为药中之上品，最差下品之花中，种子黑色似芝麻，
自身功效不畏水，固缩伤疮之脉口，一切伤疮都可治。

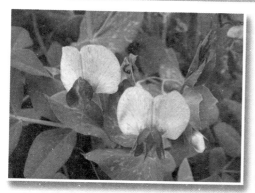
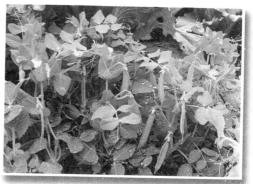

黑豌豆　སྲན་མ་ནག་པོ།　　　　　白豌豆　སྲན་མ་དཀར་པོ།

---

111. སྲན་མ།

སྲན་མ་ལ་ནི་དཀར་ནག་གཉིས། །ནག་པ་སྲན་འབའི་མེ་ཏོག་འདྲ་སྟེ་དམར། །དཀར་པོ་མེ་ཏོག་དཀར་པོ་ཡོད། །དངུལ་ཆུ་དང་ནི་མུ་ཏིག་དང་། །ཟངས་ཀྱི་ཕྱེ་མ་ལྷ་ཆུའི་ཆུ། །སྲན་འབའི་མེ་ཏོག་སྦྱར་བ་ནི། །དུག་ནད་བསྲུངས་པའི་མཆོག་ཡིན་ནོ། །སྲན་མའི་རྩ་བ་ཏོང་ལེན་དང་། །ལྕུང་མ་སྦྱར་བའི་ཤུན་པ་དང་། །ཁྲག་རིལ་བཤེགས་པ་སྲན་མའི་ཐལ་བ་དང་། །གླ་རྩིའི་ཆུ་སྦྱར་བས། །གཟེར་ཤུང་ནད་རྣམས་སེལ་བར་བྱེད། །ཐལ་སྲན་ག་བུར་ནག་པོ་ཡིན། །སྲན་མའི་ལོ་མ་བོང་ང་དཀར། །ཁྱུམ་བུ་རེ་རལ་དུག་ནད་འཇོམས། །

【译文】豌豆*

豌豆黑白共两种，黑豌豆之花红色，白豌豆之花白色。水银珍珠铜粉水、豌豆之花配成方，预防毒病之良药。豌豆根和兔耳草、柳树白杨之中皮、猪粪灰和豌豆灰、麝香水等配成方，功效治疗刺痛病，称为灰药黑冰片。甘青乌头豌豆叶、贯众三药配成方，功效治疗中毒症。

★　豌豆分为两种，即黑豌豆和白豌豆。

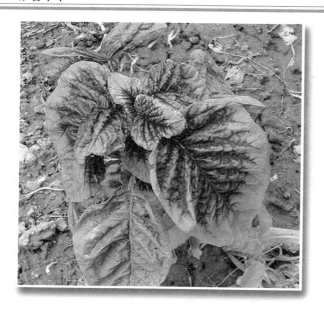

红苋菜　ꪉꪱ꫞ꪉꪱ꫞

112. ꪉꪱ꫞ꪉꪱ꫞

（藏文原文略）

【译文】红苋菜

红苋菜的根茎红，叶片包裹果实繁。红苋菜和紫茉莉、烟絮穆库尔没药，
等份配伍研成粉，再加黄牛尿研泥，泛成豌豆大之丸，黄牛尿一普量中，
加配药丸七八粒，黄昏黎明时分服，服药之后要发汗；衣被保暖发出汗，
要将药液滤净服，每服豆大之一丸，对此不必有恐慌，隆邪大时煎汤服，
每次服用一汤匙；服后如若没胃口，甘青乌头和诃子，再加岩精泛成丸，
大小如同豌豆粒，一切毒病能解除。

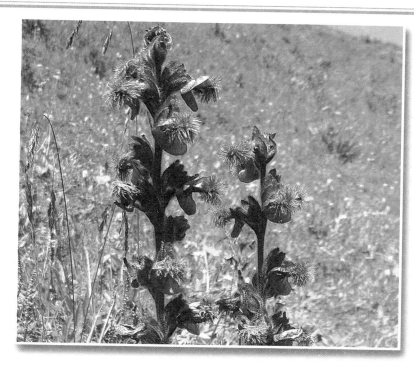

红乌头

བོང་ང་དམར་པོ།

113. བོང་ང་དམར་པོ།

བོང་ང་དམར་པོ་ཞེས་བྱ་བ། །ར་དུག་འདྲ་བས་མེ་ཏོག་དམར། །ལོ་མ་མཁན་པ་འདྲ་བ་སྟེ། །ཨ་རུ་ར་
དང་བྱིས་པའི་ཆུ། །སྦྱར་ནས་བཏང་བས་སྙིང་རླུང་སེལ། །བོང་ང་སུམ་ཆ་ཨ་རུ་ར། །སུམ་གཉིས་སྦྱར་ན་
གཟེར་ཐུང་སེལ། །ཐར་ནུ་སུམ་ཆ་ལྩྭ་རྩ་གསུམ་གཉིས་སྦྱར་ན་གཟེར་ནད་སེལ། །

【译文】红乌头*

所说草药红乌头，似毛萼多花乌头，花红叶似大籽蒿，配伍诃子和童便，
内服治疗心隆症。红乌头三分之一，诃子占三分之二，配伍内服止刺痛。
大狼毒三分之一，大黄占三分之二，配伍内服治痛病。

★ 红乌头产于印度，毛盔马先蒿为下品或代用品。

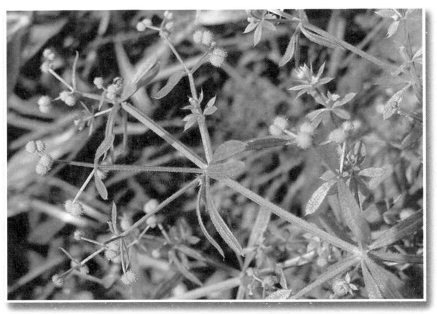

猪殃殃　གསང་བ་སྨན་གཅིག

114. གསང་བ་སྨན་གཅིག

གསང་བ་སྨན་གཅིག་ཅེས་བྱ་བ། །རྩ་བ་ལྭ་བའི་རྩ་བ་འདྲ། །ལོ་མ་བཙོང་གི་རྩ་བ་འདྲ། །འབྲས་བུ་གོ་
སྙོད་འབྲས་བུ་འདྲ། །དགུན་གྱི་དུས་སུ་རྩ་བ་བཏུས། །སྐྱུང་ཚེར་རྩ་བ་སོར་བཞི་དང་། །རྩ་ཕྱུལ་གསུམ་བསྐོལ་
སུམ་ཚ་ལུས། །ཁུ་བ་བཏུང་བས་ཚ་བ་སེལ། །

【译文】猪殃殃

所说草药猪殃殃，根似林地峨参根，叶片状如葱毛根，种子状如茴香籽，

初冬之时挖其根，配伍刺参根四指，三普水煎剩一普，取汁内服清热症。

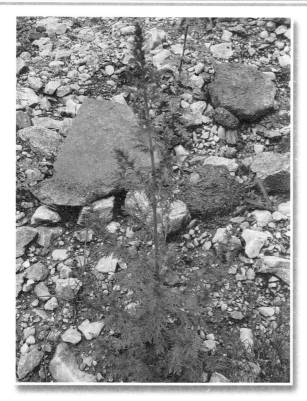

臭蒿　ཟངས་རྩི་དཀར་པོ།

115．ཟངས་རྩི་དཀར་པོ།★

ཟངས་རྩི་དཀར་པོ་ཞེས་བྱ་བ། །མཁན་པ་ལྟ་བུར་དྲི་མ་ཆེ། །འབྲུ་གུ་ཤུན་པས་མཁན་དམར་འདྲ། །སྲོ་ལོ་དཀར་པོ་བོང་ང་དཀར། །རྒྱལ་མཚོན་གང་སྒྱུ་རྒྱུད་དང་སྦྱར། །དུག་ནད་ཐམས་ཅད་མེད་པར་བྱེད། །དུག་ནད་པོ་བ་འདུས་པ་ན། །དཀྲུ་བཙུན་ནེ་མར་བཙོས་བཏུལ། །དེ་བཏང་དུག་ནད་བཤལ་དུ་འགྲོ། །རྒྱ་མཚོ་གསེར་གྱི་བྱེ་མ་དང་། །རྒྱུ་ཚོ་མཚལ་དང་སྦྱར་ཏེ་བཏང་། །དེ་ནི་རྩ་ཡི་བཤལ་དུ་འགྲོ། །

【译文】臭蒿

所说草药之臭蒿，状似青蒿气味浓，种子状似毛莲蒿。配伍高山辣根菜、乌奴龙胆白乌头，治疗一切中毒症。毒病聚胃配臭蒿、巴豆七粒酥油制，内服毒病下泻出。配伍大海海金沙，以及硇砂和朱砂，毒病能够根泻除。

★　现在，ཟངས་རྩི་དཀར་པོ། 为猪殃殃，ཟངས་རྩི་ནག་པོ། 为臭蒿。

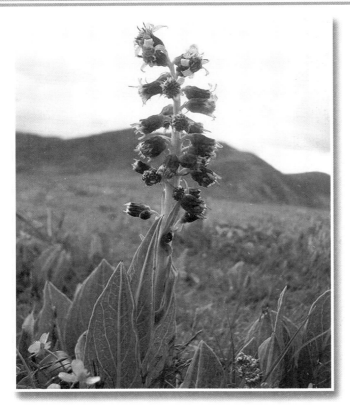

滩生橐吾　ཐང་ལོ་བ།

116. ཐང་ལོ་བ།

ཐང་ལོ་བ་ཞེས་བྱ་བ་ནི། ཁོ་མང་ལོ་མ་ཕྲ་ལ་རིང་། །འབྲས་བུ་ཅན་གྱི་རྩ་བ་འདུ། །མར་གསར་བུ་ཆུའི་
ཕྱུ་ཚན་དང་། །བུ་ཆུང་ལོ་སྐྱུགས་པོང་ང་དཀར། །ཪུས་པ་མང་པོ་བྱ་ཕུར་བསྲེགས། །དེ་ཡི་ཐལ་བ་དཀར་པོ་
དང་། །བཟང་དྲུག་སྦྱར་ནས་བཏང་བ་ན། །དུག་ནད་ཀུན་ལ་ཕན་པར་འགྱུར། །

【译文】滩生橐吾

所说滩生之橐吾，状似酸模叶细长，结有果实之根子，配伍新鲜之酥油、
初生婴儿之胎粪、幼儿吐奶白乌头、多种骨头和蝗虫，二药烧成白色灰，
再配六良药内服，一切毒病皆能除。

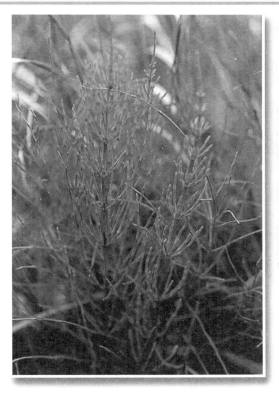
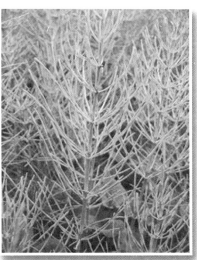

问荆　གཡའ་རྩི་བ།

117. གཡའ་རྩི་བ།

གཡའ་རྩི་བ་ཞེས་བྱ་བ་ནི། མེ་ཏོག་འབྲས་བུ་གང་ཡང་མེད། ལོ་མ་སྡོང་པོ་མ་གྲུབ་སྟེ། རྩྭ་ལྟར་སྤང་ལ་སྐྱེ་བ་ཡིན། དབྱིབས་ནི་ཁ་བཙོང་ཞིབ་པ་ལ། ལོ་མ་སྐྱ་ལ་རོ་ནི་ཁ། ལྷུམ་བུ་ཞེན་ཏུ་འཇམ་པ་སྟེ། དེ་དང་བོང་ང་དཀར་པོ་དང་། གླ་རྩི་དང་ནི་ཨ་རུ་ར། བྱར་ནས་བདུད་ན་ཚད་པ་སེལ། ཀ་ར་དང་སྦྱར་ལ་བཏུང་།།

【译文】问荆

所说草药之问荆，没有花朵和果实，叶片未能形成茎，如草生在草山坡，
形状似葱叶却扁，叶片灰白其味苦，植株光滑很绵软。甘青乌头配此药，
以及麝香和诃子，白糖为引口内服，功效清解诸热症。

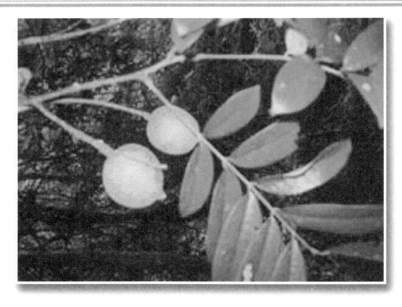

苦檀　དེ་བ།

118. དེ་བ།

དེ་བ་ཞེས་བྱ་སྦྱར་པ་འདུ། །མཁྲེགས་ཤིང་འཛེར་པ་མང་བ་སྟེ། །དེ་ཡི་ཤུན་པ་བཤུས་པ་དང་། །ལབལ་ སྨན་དཀར་པོའི་ལོ་མ་དང་། །རྩི་དཀར་གསུམ་ནི་སྦྱར་བྱས་ཏེ། །ཆུ་གྲང་དག་གིས་ཕུལ་ལ་བཏང་། །

【译文】苦檀

苦檀状似旱白杨，树干坚硬节疤多，剥取此树之中皮，配伍白刀豆之叶、

矮紫堇等制成散，凉水送服治肾病。

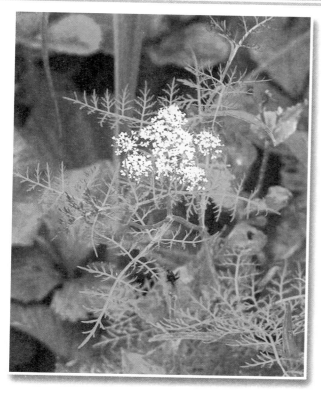

蕨叶藁本　　འབམ་པོ།

119．འབམ་པོ།

འབམ་པོ་ཞེས་ནི་བྱ་བ་ཡིན། །གོ་སྙོད་འདྲ་བ་སྤང་ལ་སྐྱེ། །སྤོས་དཀར་དང་ནི་གུ་གུལ་དཀར། །རྒྱ་ཚ་ལྕེ་ཡང་འབིགས་པར་བྱེད། །འབམ་པོ་ལ་ནི་ཚོད་ཀྱི་ཚལ། །སྤོས་དཀར་ལ་ནི་ཚོད་སྟོར་ཚལ། །རྒྱ་ཚ་ལ་ནི་ལན་ཚ་ཚལ། །ར་དུག་ལ་ནི་ཚོད་ཐལ་ཚལ། །འདིས་ནི་སྐྲོག་པ་འཇོམས་པར་བྱེད། །འབམ་པོ་དང་ནི་འབྲི་མོག །རྩ་རྐྱང་པ་ལ་བཏབ་པ་ན། །རྒྱུང་དང་ནི་རྐན་གོན་ལ། །རྦངས་ཟད་ཉམས་ཤོར་མ་ཡིན་ལ། །དར་མའི་ཚོན་པ་འཇོམས་པར་བྱེད། །

【译文】蕨叶藁本

所说蕨叶藁本草，状似茴香生草坡；配伍乳香安息香，再配硇砂刺舌头，
蕨叶藁本为菜汤，乳香仅似佐肴菜，硇砂仅似调味盐，赤芍仅为菜之灰，
治疗疗疮和炭疽。蕨叶藁本结血蒿，调入独根獐牙菜，除了少儿和老人、
身体衰弱失功能，治疗壮年人热症。

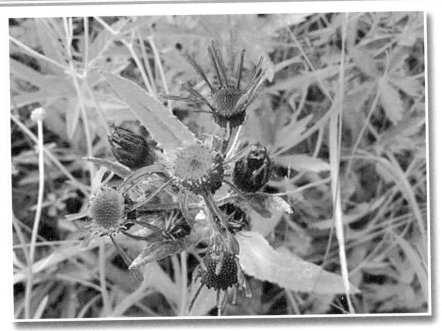

红舌千里光　ꪱ་ཏོག་གུར་གུམ།

120．ꪱ་ཏོག་གུར་གུམ།

ꪱ་ཏོག་གུར་གུམ་ཞེས་བྱ་བ། ꪱ་ཏོག་ལྷུག་ཨིག་སེར་པོ་དང་། ༼སྤང་སྤོས་ཤུལ་པ་ཚེར་མ་ཅན། ༼ཤུག་བྱ་རེ་རལ་དེ་བཞི་ནི། ༼ཁུན་མ་ལྔ་ལྔའི་ཚད་དག་ལ། ༼བཙན་དུག་དང་ནི་རྒྱུ་ཚཱ་གཉིས། ༼ཁུན་མ་རེ་ཚམ་ཚད་དུ་བྱ། ༼འདི་ནི་ནག་པོ་དྲུག་སྦྱོར་ཏེ། ༼ཕྱོག་པའི་ནད་ལ་ཞེས་པའོ། ༼རིམས་ནད་ཤ་དུག་ཆེ་དུག་དང་། ༼ཆུ་དུག་དང་ནི་འཁྲུ་བ་རྣམ་པ་གཉིས། ༼སྣ་ཁྲག་ལྩོར་དང་བུ་བཙས་རྗེས་ཁྲག་ལྩོར་དང་། ༼ཁུ་བ་དུག་ལ་གཅད་པར་བྱ། ༼སྣ་ཁྲག་ལ་སྣའི་ནང་དུ་བླུག །

【译文】红舌千里光

所说红舌千里光，配伍甘松鞑新菊、刺柏骨碎补四药，各配五粒豌豆大，
再配草乌和硇砂，豌豆大小各一粒，泛成豌豆大之丸，称为六味黑药丸，
治疗疗疮疫疠病、肉毒风毒和水毒、两种腹泻流鼻血、隆病产后血隆病、
精液中毒等疾病，流鼻血时要滴鼻。

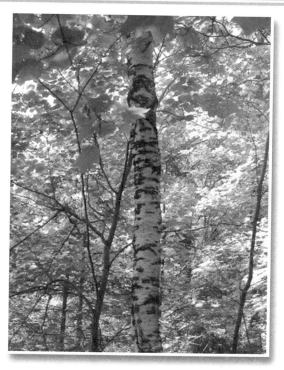

山杨　ས་གལ།

121．ས་གལ།

ས་གལ་ཞེས་བྱ་ལྕང་མ་ནི། །སྡོང་པོ་རིང་ལ་འཛེར་པ་མང་། །ལོ་མ་སྤུ་བ་འདད་ཏེ་སྐྱ། །རིགས་ནི་ལྕང་མའི་རིགས་ཡིན་ནོ། །ས་གལ་ཤུག་པ་སེང་ལྡེང་དང་། །ལྕ་སྐྲག་དང་ནི་དོང་ག་དང་། །འདི་རྣམས་སྤྱར་ནས་བཏང་བ་ན། །འབྲུམ་བུའི་ནད་ནི་སེལ་བར་བྱེད། །

【译文】山杨

所说山杨似柳树，树干高大节疤多，叶似艾叶灰白色，树种属于杨柳科。

山杨皮配猫乳木、头花蓼和腊肠果，天花痘疹内服治。

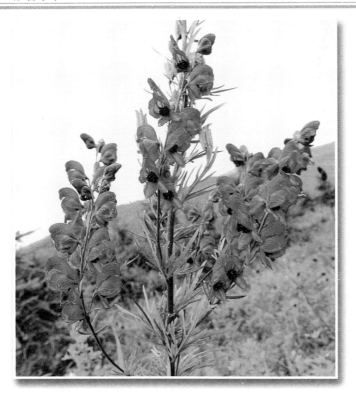

细叶草乌　ནག་པོ་ཆིག་ཐུབ།

122. ནག་པོ་ཆིག་ཐུབ།

ནག་པོ་ཆིག་ཐུབ་ཅེས་བྱ་བ། ལོ་མ་རྟེ་དུག་པ་དང་འད། སྨེན་མའི་མེ་ཏོག་འདྲ་བ་ལ། །མཁན་པའི་རྩ་བ་འབྲི་མོང་དང་། །ཐང་ཕྲོམ་འབུ་གུ་ཡུ་མོ་མཉེའུ་འབྲེན་སྦྱར། །ཆུ་ངན་དང་སྦྱར་གཉན་ནད་ཐུབ། །

【译文】细叶草乌

所说细叶草乌药，叶片状似赫定蒿，花朵状如金露梅。配伍大籽蒿之根、
铁线莲和莨菪籽、耧斗菜和劣质水，功效治疗瘟疫病。

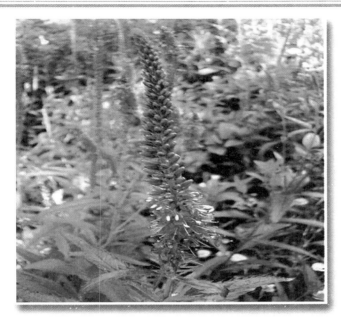

毛萼多花乌头　ར་དུག་པ།

123. ར་དུག་པ།

ར་དུག་པ་ཞེས་བྱ་བ་ནི། །མེ་ཏོག་དཀར་པོ་གཉིས་སྦྲག་ཅན། །ར་དུག་པ་ཡི་རྩ་བ་དང་། །དཔྱིད་ཀ་
ཡིན་ན་ཉུང་དུ་བཏང་། །དཔྱིད་མིན་ནུས་པ་ཆེ་བ་ཡིན། །ཐར་ནུ་ཤུག་པ་ཚེར་མ་ཅན། །དེ་གསུམ་ཆ་མཉམ་
ཆུ་གྲང་ཁལ། །ཐོག་པ་དང་ནི་གཟེར་ཐུང་འཇོམས། །མཆོག་ཏུ་ཐོག་པ་དག་ལ་ཕན། །ཁ་གཟོན་དག་ལ་དུ་པོ་
བཏང་། །ཁྲུང་སྐྱེས་ནི་ནི་ཆུ་ཐུག་བཏང་། །ཡང་ན་པེ་པེ་ཡིང་ཡང་བཏང་། །ཤུག་པ་མེད་ན་བག་ཕྱེ་དང་། །བྱིས་
པའི་ཆུ་དང་སྨན་སྦྱར་བྱུག །ཐོག་པའི་ནད་ཀུན་སེལ་བར་བྱེད། །

【译文】毛萼多花乌头

毛萼多花之乌头，花朵白色二并蒂。毛萼多花乌头根，春天时节少许服，
春季以外功效大。高山大戟配刺柏，三药等份凉水服，治疗疗疮和刺痛，
尤其疗疮有特效。卷丝苣苔抑制服，生隆要服清水粥，或者荜茇亦可以。
没有刺柏用面粉，童便与药配伍敷，治疗一切疗毒疮。

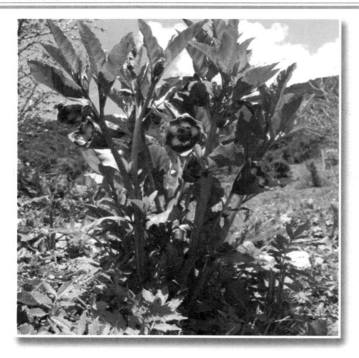

山莨菪　ཐང་དུ་ར།

124．ཐང་དུ་ར།

ཐང་དུ་ར་ཞེས་བྱ་བ་ནི། །ཁྱབ་ཕྱོགས་ཞེས་ནི་བྱ་བ་ཡིན། །གླ་རྩི་མུ་ཟི་ཕོང་རོས་དང་། །ཁུ་དག་ནག་པོ་གུ་
གུལ་ནག །ཀིང་ཀུན་རྣམས་ནི་སྦྱར་ནས་ཏེ། །བྱ་རོག་རྗེད་ན་གོང་མའི་སྲེང་དུ་བསྙེན། །སྦྱོར་ནི་ཆུ་གྲང་འཐུང་
ལན་བཏང་། །ལྕི་བཀྲུད་བྱིས་པའི་ཆུ་དང་ནི། །ཨང་གསུམ་སྦྱར་ལ་བྱུགས་པར་བྱ། །གསོར་ན་དུག་བསྐྲན་
པར་བྱ། །སྲོག་པའི་ནད་ལ་འདི་ཉིད་མཆོག །

【译文】山莨菪

所说草药达度然，其名也叫唐超木，配伍麝香和硫黄，以及雄黄藏菖蒲、
穆库尔没药阿魏，若有再加肉果草，配制成散凉水服，并用童便三甘药，
配伍调泥外涂敷，外加多花乌头草，诛灭疔疮此为妙。

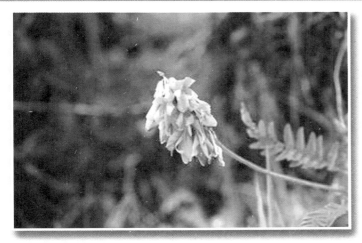

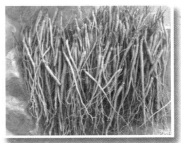

黄芪花　སྲད་མའི་མེ་ཏོག

---

125 . སྲད་མའི་མེ་ཏོག

　　སྲད་མའི་མེ་ཏོག་ན་ག་དང་། མེ་ཏོག་སྲན་མའི་མེ་ཏོག་འདྲ། སྲད་མའི་མེ་ཏོག་དག་དང་ནི། སྟོ་བའི་མེ་ཏོག་དང་ཡ་ཀན། ཤེམས་ཅན་དོམ་གྱི་མཁྲིས་པ་དང་། དམར་པོ་གསུམ་གྱི་རྩ་ལ་སྐྱིན། བད་ཀན་སྨུག་པོའི་མཚོ་རལ་བས། ཁྲག་སྐྱུགས་པ་ཡི་རྩ་ཁ་སྟོག ཁྲག་སྐྱུག་ཆད་པ་ཞེ་ཚོམ་མེད། །

【译文】黄芪花

药中锡金岩黄芪，花朵状似豌豆花，黄芪花配桦树花，再加熊胆独行菜，
再加三红为药引，治疗培根瘀紫症，并止吐血封脉口，也能治好吐血病。

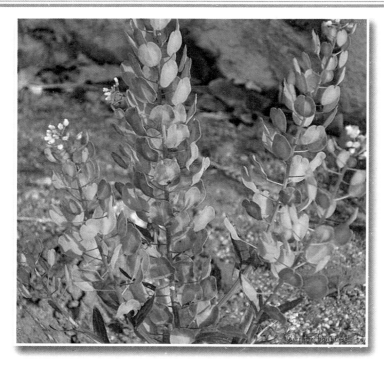

菥蓂 ཟྲེ་ག་བ།

---

126. ཟྲེ་ག་བ།

ཟྲེ་ག་བ་ཞེས་བྱ་བ་ནི། དེ་ནི་ཕོ་མཆ་ཞེས་བྱ་སྟེ། ཁོ་འབོག་ཚ་བ་ཨ་ཀྲོང་བ། ཚི་དཀར་གང་གཅིག་ཏུ་གང་པི་པི་ལིང༌། ཨ་རུ་ར་དང་ལི་ག་དུར། ཚ་ལ་ཀ་ར་བཀྲུན་འགྱུར་སླར། སྣོ་བའི་ལྱུད་ལ་ནག་ཁལ། དེས་ནི་གཅོད་དང་སྲེས་པར་བྱེད། ཟྲེ་ག་བ་དང་ནི་ལི་ག་དུར། ཚུ་གང་རྒྱུན་འཕྲུམ་ཀ་ར་སླར། དེས་ནི་སྣོ་བའི་རག་རྣམས་སྲེམ། ཁོ་མང་ཚ་བ་ཟྲེ་ག་བ། སྣོ་བའི་ནད་ལ་མཆོག་ཏུ་བསྔགས། འདི་ནི་ཁྱད་པར་འཕགས་པའོ།།

【译文】菥蓂

所说草药之菥蓂，其名也称为肖芒，竹黄黄帚囊吾根、石砾唐松矮紫堇、荜茇诃子岩白菜、八倍白糖配硼砂，治疗痰中带脓血，既止咯血又干脓。菥蓂配伍岩白菜、竹黄葡萄和白糖，功效能够干肺脓。菥蓂配伍酸模根、治疗肺病疗效好，如是药物很特效。

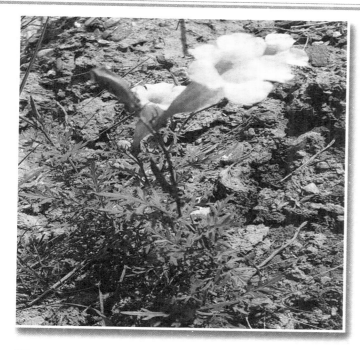

角蒿　ཁྱུག་ཚོས་དཀར་པོ།

127. ཁྱུག་ཚོས་དཀར་པོ།

ཁྱུག་ཚོས་དཀར་པོ་ཞེས་བུ་བ། ལོ་མ་ཁྱུག་ཚོས་འད་ལྟེ་སེར། སྤང་རྒྱན་དཀར་པོ་ཀྱི་ལྟེ་དཀར། སྤང་
ཚེར་དཀར་པོ་དབྱེ་ཤོང་དཀར། སྤྲག་ཤད་དཀར་པོ་སྤྲུ་བ་དཀར། ཐེ་ག་དཀར་པོ་དེ་རྣམས་ལ། ཞོ་ཞེ་
བདུན་དུ་བྲུས་ནས་ནི། ཁ་གུལ་དཀར་པོ་ཞོ་གཅིག་རྣམས། ཞིབ་ཏུ་བཏགས་ལ་དར་ཚགས་བཙེ། སྤང་
སྦྱར་རིལ་བུ་རིལ་མ་ཚད། གསལ་གསུམ་ཁྱིའུ་སྐས་དགའ་ཏུ་བསྟེ། འདར་མིག་ཚིགས་མིག་རྒྱ་སེར་དང་། ཆུ་
མར་མར་ཀྱེན་ཤ་མདངས་བར། དེ་ན་ཡོད་པའི་རྒྱ་སེར་དང་། མཛེ་དང་རྒྱ་སེར་རེག་གྱུས་དང་། ཆུ་སེར་
ནད་ལ་མཆོག་ཏུ་ཕན། དཀར་དགུའི་བཤལ་ཞེས་བུ་བའོ། །བཤལ་རྗེས་ལོ་ནི་གསུམ་ལ་བསྲུང་། །

【译文】角蒿

白波罗花为角蒿，叶似波罗花叶黄。白花龙胆麻花芁、白铁线莲白刺参、
白绣线菊和独活、白蒴藋等配本药，诸味药物各七钱，白安息香加一钱，
研成细粉丝箩筛，蜜泛成丸羊粪大，黎明时分服三粒，可治关节黄水病、
骨髓病和肉色病、肌肤之间黄水病、麻风黄水痛风病、风湿病和黄水病，
此丸称九白泻丸，服后三年防诸病。

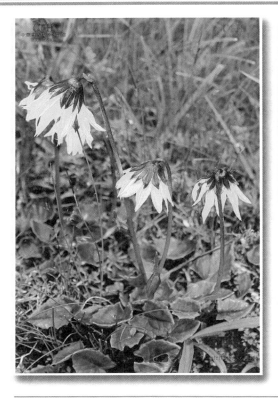
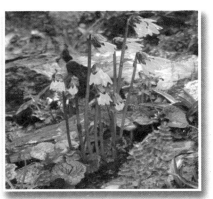

垂头菊　ཚངས་པ་ལྷ་ཡི་མེ་ཏོག

128. ཚངས་པ་ལྷ་ཡི་མེ་ཏོག

ཚངས་པ་ལྷ་ཡི་མེ་ཏོག་ནི། །ལོ་མ་སྤུ་ཅན་རྩུབ་པ་སྟེ། །མེ་ཏོག་སེར་པོ་ཐུང་བ་ཡིན། །གློ་བའི་སྨན་ཡིན་འབྱར་བག་ཅན། །ཏི་དག་པོ་མང་རྩ་བ་དང་། །གློ་ལོ་དཀར་པོ་ཨ་ཀྲོང་བ། །ཤིང་མངར་རྒྱུན་འབྱམས་ཏུ་གང་སྒྱུར། །པི་པི་ལིང་ནི་མར་བཙོས་དང་། །གློ་ནད་ཐམས་ཅད་ཀུན་ལ་ཕན། །ཚངས་པ་ལྷ་ཡི་མེ་ཏོག་ཡིན། །

【译文】垂头菊

所说草药垂头菊，叶片被毛而粗糙，花朵黄色向下悬，带有黏液为肺药。

此药配伍酸模根、甘草高山辣根菜、葡萄石砾唐松草、竹黄荜茇酥油煮，

治疗一切肺部病，称为梵天神之花★。

★　梵天花的记载前后不一，《度母本草》译为细叶亚菊，此处译为垂头菊，究竟是哪种，待考。

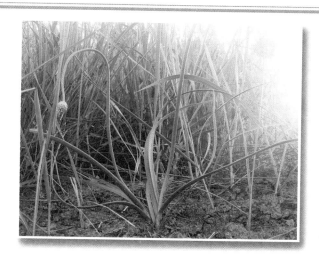

山蒜　　ཤ་བ་རྩི།

---

129 . ཤ་བ་རྩི།

ཤ་བ་རྩི་ཞེས་བྱ་བ་ནི། །སྒོག་པ་བཙོང་དང་འདྲ་བ་སྟེ། །རང་གི་ནུས་པས་མོ་ནད་དང་། །སྲིན་ནད་
འཇོམས་པར་བྱེད་པ་ཡིན། །ཤ་བ་རྩི་དང་སྤང་སྤོས་དང་། །སྒོག་སྐྱ་དང་ནི་ཏ་ཐུགས་པ། །ཕྱུར་མོང་ལོ་མ་
སྦྱར་ནས་ནི། །འོ་མ་འཁྱིལ་བས་སྲིན་ནད་སེལ། །

【译文】山蒜

所说草药之山蒜，植株形状似葱蒜，自身功效治虫病，并且治疗妇女病。

山蒜甘松和大蒜、结血蒿叶独一味，配制成散奶送服，治疗体腔之虫病。

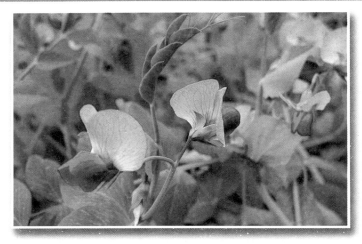

红豌豆花　སྲན་མའི་མེ་ཏོག་དམར་པོ།

130. སྲན་མའི་མེ་ཏོག་དམར་པོ།

སྲན་མའི་མེ་ཏོག་དམར་པོ་དང་། །དར་ཡ་ཀན་ནི་སྟོན་པོ་དང་། །སྤང་པའི་མེ་ཏོག་དོམ་མཁྲིས་
དང་། །བཙོད་དང་འབྲི་མོག་རྒྱ་སྐྱགས་དང་། །ཐང་གིས་ཕྱལ་ན་མཆིན་ནད་དང་། །བད་ཀན་སྨུག་པོའི་ཁྲག་
སྐྱུགས་གཅོད། །སྲན་མའི་མེ་ཏོག་རྒྱ་ཚ་དང་། །བ་ཤ་ཀ་ཡི་ཐང་གིས་ནི། །བད་ཀན་སྨུག་པོ་འཇིལ་བ་འཇོམས། །སྲན་
མའི་མེ་ཏོག་ནེ་ཤིང་དང་། །ཁྱུལ་ཏོག་རྒྱ་བསྒྲལ་སྦྱར་བ་ཡིས། །བད་ཀན་སྨུག་པོའི་ཐྱུག་གཟེར་འཇོམས། །

【译文】红豌豆花

小豌豆之红色花、甘露之药蓝钟花、草坡之花熊胆等，诸药研细配成散，
茜草紫草紫草茸，煎汤送服治肝病、培根瘀紫吐血症。红豌豆花白硇砂、
鸭嘴花儿煎汤服，治疗培根瘀紫症。红豌豆花天门冬、碱花配散开水服，
可治培根瘀紫症。

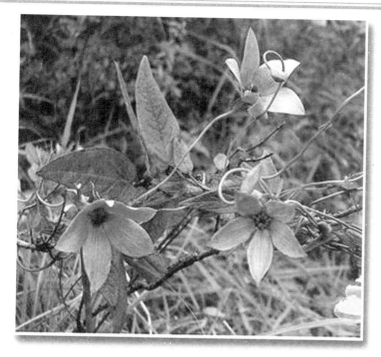

辐冠党参花　སྤྲེ་བའི་མེ་ཏོག

131．སྤྲེ་བའི་མེ་ཏོག

སྤྲེ་བའི་མེ་ཏོག་འཁྲུངས་འདྲ། །རང་གི་ནུས་པ་བསྟན་པ་ནི། །སྣ་ཡི་དྲི་མེ་ཚོར་བར་འབྱེད། །སྤྲེ་བའི་མེ་
ཏོག་ཏོང་ལེན་དང་། །ཁ་ལ་སྒུག་མའི་པགས་པ་རྣམས། །སྦྱར་ཏེ་སྣ་ལ་བླུགས་པ་ན། །སྣ་ཡིས་དྲི་ནི་ཚོར་
བ་སྟེ། །མགོ་རྨ་ལ་ཡང་བཏབ་པར་བྱའོ། །

【译文】辐冠党参花

幅冠党参之花朵，形色好似绿绒蒿，自身功效能通鼻，增强鼻孔之嗅觉。

幅冠党参花竹茹、细叶草乌兔耳草，配成鼻药滴鼻孔，鼻之嗅觉变灵敏，

头部伤疮亦贴敷。

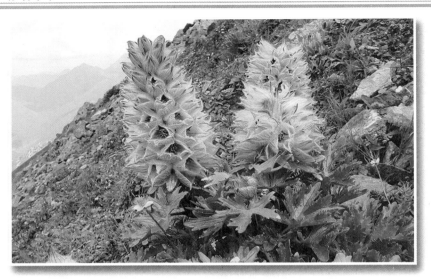

黄毛翠雀 ब्य:र्नेद:र्सेम्|

132. ब्य:र्नेद:र्सेम्|

བཀྲུ་ཡི་རྩེ་མཆོག་མ་གི་ད། ཕོ་མི་ཚང་ཅེས་བྱ་བ་སྟེ། ཁྱ་ནོད་སྲོས་ཞེས་བྱ་བ་དང་། དེ་ཡི་མཆན་ཞིང་
བསྟན་པ་ནི། ཇེ་ཚེ་ལུང་མའི་ལོ་མ་འདྲ། སྟོང་པོ་འབྲས་བུ་ལུང་ནག་འདྲ། ཁང་ཚེ་ཟེ་ག་འདྲ་བ་སྟེ། རང་
གི་ནུས་པས་དུག་པོའི་རྩ། ཇེ་ཚེ་ཁང་ཚེ་བོང་དུག་པ། བཙན་དུག་ཐར་ནུ་རེ་ལྕག་པ། ཁུ་ཇེ་དེ་ཚ་སྦྱར་བ་
འདི། སྟོག་པའི་སྐྲངས་རྣམས་འདུལ་བའི། མེ་སྟོག་དེ་ཟེང་སྤང་ཚེར་བ། ཟེར་སྐྱག་ཚ་བསྲས་པར་བྱ། ས་
སྟོག་དེ་ཟེང་མི་ཤ་དང་། རྟ་ཤ་དང་ཟེ་ཁ་ཤ་དང་། གཡག་ཤ་སྦྱང་གི་སྲི་ཚོང་ཕག་སྦྲུལ་དང་། རུས་སྦལ་
ཚངས་སྤར་བྱ། ཁྲུ་སྟོག་དེ་ཟེ་ཕག་ཁྲག་དང་། སྦྲང་རྩི་དང་ཟེ་ཁྱི་པོའི་ཁྲག། ཆུ་སྟོག་དེ་ཟེང་བྱ་ནོད་ཚོག། ཐ་
རོག་མཐིས་པ་སྦྱང་ཀྱིའི་སྟེ། །

【译文】黄毛翠雀

百精之最玛格达，又名称为泡莫采，也称黄毛翠雀花，叶片状如蔓菁叶，
也像印度蓳菜叶，茎果形状似蔓菁，也似葶苈播娘蒿，自身功效锐猛物。
配伍蓳菜播娘蒿、甘青乌头草乌头、瑞香狼毒大狼毒、花蕊石和硫黄等，
治疗疔疮之恶肿。火疗此方加刺参，再加香墨香旱芹。土疗此方加人肉、
马肉狍肉和狼肉、公牦牛肉黄鼬肉、猪肉蛇肉乌龟肉。风疗此方加猪血、
蜂蜜黑黄色狗血。水疗此加秃鹫脂、渡鸦胆和狼舌头。

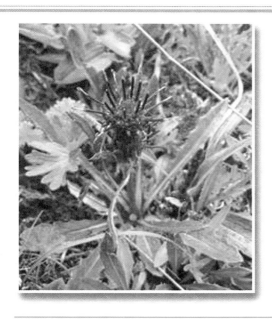

狼毒草　སྤུང་ནེ།

133 . སྤུང་ནེ།

སྤུང་ནེའི་ལོ་མ་འཇམ་ལ་ཕྲ། །དྲ་བ་རིང་སྟེ་གྱེན་ལ་སྐྱེ། །མེ་ཏོག་དཀར་འདུ་བསིལ་ལ་ཁུང་། །འབྲས་བུ་གྲོས་དང་འདྲ་ཁུང་། །དེ་སྐྱེ་བ་ཡི་ཡང་དག་ནི། །མདའ་ཁུང་གང་ན་དྲི་མ་ནི། །ལྷ་ཆེའི་དྲི་ལྡར་མནམ་པ་ཡིན། །དེ་ཡོང་ས་ན་དུག་མི་སྐྱེ། །སྤྲུལ་གྱི་ཚང་ཡང་བཅའ་མི་རུང་། །འདི་ནི་དུག་སྨན་གཙོ་བོ་སྟེ། །གང་བྱུང་དང་སུམ་ཅུ་ཏིག །ཁོང་བུ་ཆོང་ཤེན་འབྲ་ཁུར་ཁུང་པ། །སྤྲུལ་བུ་རེ་རལ་ཁྲོག་ཁུང་པ། །དྲྱུ་མྱེར་པོ་ཁྲབ། །ཀང་པ་ཁོང་ང་དགར་པོ་ཀ་ར་སྦྱར། །ལྱེ་མ་ལྷུགས་ཉེ་གཉེས་པ་ཡི། །ཁ་བས་ཐལ་ན་ཤ་དུག་སེལ། །

【译文】狼毒草*

狼毒草叶滑柔细，　味苦化味有点辛，　茎秆较长向上长，　花朵似白如小铃，

果实较小似麦稞，　此药生长之地方，　一箭远近范围内，　充满麝香之气味，

有此药处毒不生，　蛇窝在此不存在，　此乃毒药之首。配伍篦齿虎耳草、

乌奴龙胆兔耳草、　贯众白花蒲公英、　小蓟黄连珍珠母、　甘青乌头和白糖，

研细旧铁煎汤服，　治疗一切肉毒症。

★　一称公英叶风毛菊。

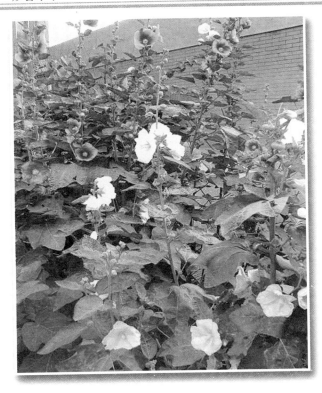

蜀葵 མེ་ཏོག་ཧ་ལོ།

134. མེ་ཏོག་ཧ་ལོ།

མེ་ཏོག་ཧ་ལོ་ཞེས་བྱ་བ། །དམར་སྨུག་ལོ་མ་ལྕམ་པ་འདྲ། །དེ་དང་སྲུག་པོ་ཆོང་ཤེན་དང་། །ཞི་ལ་ཤུ་ཐབ་ལ་
ག་བུར་སྤུར། །ཁྱི་ཤུ་སྲ་ལ་བྲུལ་པ་ན། །འགོ་ནད་བསྲུང་བའི་རྒྱལ་པོ་ཡིན། །གྲོན་དུ་གླ་རྩི་གྲིང་དང་། །གློག་ལ་
ཞིང་ཀུན་གླ་རྩི་སྤུར། །སྣ་ཡི་ཐབ་ཀི་ནང་དུ་བཏབ། །

【译文】蜀葵

所说草药之蜀葵，花朵较大紫红色，叶片状如冬葵叶。此药配伍兔耳草、
冰片毛瓣绿绒蒿，制成鼻药滴鼻时，可防各种传染病。补加麝香和牛黄，
再加大蒜和阿魏，研成细粉吸入鼻。

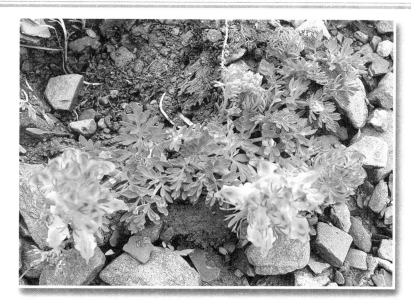

斑花黄堇　སྟོང་རི་ཟིལ་པ།

135. སྟོང་རི་ཟིལ་པ།

སྟོང་རི་ཟིལ་པ་ཞེས་བྱ་བ། མེ་ཏོག་དམར་སེར་སྔོ་བ་དང་། རྩ་བ་གསེར་གྱི་ཁ་མཆོག་ཁ། འབྲས་བུ་
ལྕགས་ཀྱི་སྲན་མ་འདྲ། དྲི་བཟང་ནུས་པ་ཤིན་ཏུ་ཆེ། ཚད་ནད་ཐམས་ཅད་འཇོམས་པར་བྱེད། ཁྲུས་སུ་
བྱས་ན་ཁུ་བ་ནི། སེར་པོ་རབ་ཏུ་འོང་བ་ཡིན། ཁྱི་མའི་ཐལ་བ་རོང་ཞིག་དང་། ཁྱུག་ཙི་པོ་ཤོ་དང་།
སྦྱར། ཡང་སྦང་མཁར་སྦྱར་བྱུགས་ན། སྐྲངས་རྣམས་མ་ལུས་འཇོམས་པའོ། སྐྲངས་འཇོམས་སྨན་གྱི་རྒྱལ་
པོར་བཤད། །

【译文】斑花黄堇

所说斑花黄堇药，花朵颜色红黄青，根子金黄其味苦，种子状似铁豆子，

气味很好功效大，治疗一切热性病；罨浴之时汁甚黄，配蒺藜灰兔耳草、

唐古特雪莲和酪，再加酒糟外涂敷，一切肿胀皆消散，消除肿胀药之王。

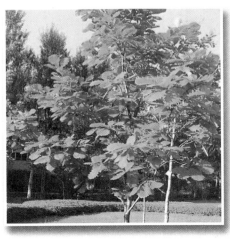
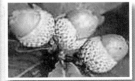
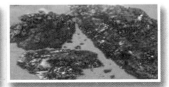

青枫树　ने་ཤིང་།

136. ने་ཤིང་།

ने་ཤིང་ལོ་མ་ལེབ་ལ་སྒོར། །ཇ་ཡི་ལོ་མ་འདྲ་བ་ལ། །ཚེར་མ་བག་ཙམ་ཡོད་པ་སྟེ། །འབྲས་བུ་རྡོ་རྗེ་ཏི་པ་ལ། །འདུ། །ने་ཡི་ལོ་མ་ཤིང་མངར་དང་། །དབང་པོ་ལག་པ་འདམ་བུ་དང་། །ने་རལ་རྒྱུན་འབྲུམ་ཆོང་ཞེན་སྲུང་ཙི་ངོ་པོ་རྣམས། །ཁྱུར་སྤྱངས་འབྱུངས་ན་རྩ་ནད་སོས། །ཡན་ལག་ཆུ་འབྱུངས་ཞེས་བྱ་འོ། །ཁྲ་མ་དཀར་པོ་ཙ་བ་དང་། །ने་རོད་མ་ཡི་ལུམ་བུ་གཉིས། །ལྕགས་རྩ་མི་འདྲ་རིགས་གསུམ་རྣམས། །ཆུ་ནི་ने་དྲུག་བསྲུབས་པ་ཡི། །ཁུ་བ་ཕུལ་རོ་ཞན་དུ་ནི། །སྐྱེར་པའི་བར་ཤུན་ཆོར་གང་བསྲུབས། །ཁྱ་བ་སྒོ་ང་གང་བཙོན་ཏེ། །ཞན་རེ་སྒོ་ང་རེ་ཙམ་བཏང་། །དུག་ནད་མ་ལུས་སེལ་བར་བྱེད། །ཁྲ་མའི་རྩ་བས་དུག་ནད་སེལ། །

【译文】青枫树

青枫树叶扁而圆，形状如同茶树叶，叶缘稍带细小刺，果实状如肉豆蔻。青枫树叶配甘草、佛手参和沿沟草、贯众葡萄兔耳草、翼首草等组成方，水浸内服愈疮伤，称为岩纳曲通药。配上短叶锦鸡根、钝叶蔷薇之果实、各种铁分三层装，加水六升煎浓汁，煎去水分至二普；小檗中皮掬一捧，两药混合早上服，备好一个鸡蛋壳，每晨内服一蛋壳，治疗一切中毒症，锦鸡儿根治毒病。

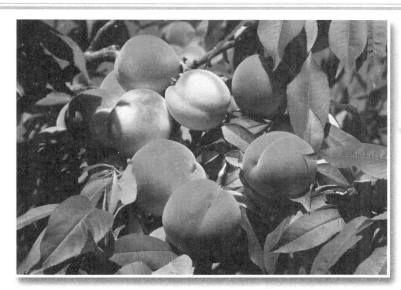
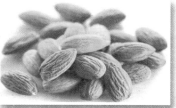

桃仁　ཁམ་ཤིང་།

137．ཁམ་ཤིང་།

ཁམ་ཤིང་མཉེགས་ལ་ལོ་མ་འདྲ། །མེ་ཏོག་དཀར་པོ་འབྲས་བུ་ཅན། །ཁམ་བུའི་ཚེ་གུའི་མར་དང་ནི། །གཡེར་ཤིང་ལྕུང་མ་སྐྱུང་རྩི་སྲལ། །སྲ་མང་ལོ་མ་སྦྱང་གིའི་སྤུ། །ཁ་དུ་ཚོང་དང་ནོ་གཉིས་གཉིས། །གཞན་མ་ཙ་རམས་ལ་ནོ་རེ་རེ། །བྱ་སྒོང་ཕྱེད་ནི་ནོ་སྦྱར་བཏང་། །རྨ་དང་སྲོ་དང་གཉིས་ཀར་བཏང་། །ཁ་ནས་ཁྲག་ཁྲོག་འོང་བ་དང་། །ཁུ་ལོག་རུག་འོང་རྣ་འཚོ་ནི། །མ་བཏུས་ཀང་ཆག་གྲུམ་ལ། །སྨན་འདིས་རབ་ཏུ་ཕན་པ་ཡིན། །

【译文】桃仁

桃树木硬叶似柳，花朵白色结有果。花椒配伍桃仁油、柳皮黄连多种叶、
狼毛等药各一钱，紫硇砂酪各二钱，鸡蛋半个拌乳酪，外敷伤疮并内服，
治疗口腔有脓血、体腔有脓疮未敛、腿足断裂风湿症，此药疗疾特神奇。

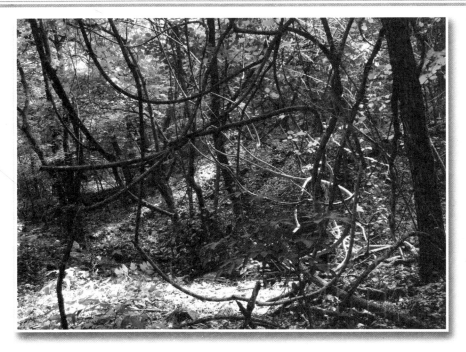

藤条　སྦྲ་ཤིང་།

138. སྦྲ་ཤིང་།

སྦྲ་ཡི་ཤིང་ནི་ཤིན་ཏུ་གཞོན། །ཀླུང་ལ་གྱུམ་ཤིང་གཞན་ལ་འཁྲིས་ནས་སྐྱེ། །སྦྲ་ཡི་བར་ཤུན་ན་གས་མའི་
བར་ཤུན་དང་། །ཤུག་པའི་བར་ཤུན་བ་མའི་རྩ་བ་རྣམས་སྦྱར་ཏེ། །ལུག་ལུག་ལུག་ཨོ་ཚམ་ཏུ་བྱ། །ཚ་སྐྲངས་ལ་ནི་
ཞོ་དང་སྦྱར། །གྲང་སྐྲངས་ལ་ནི་རྩ་བ་སྦྱར། །ཤ་ལ་མི་མཚོན་བྱུགས་པ་ན། །སྦྲ་ཡི་ཤིང་གིས་སྐྲངས་འཇོམས་
ཡིན། །

【译文】藤条

藤条茎蔓很柔嫩，地边攀援树木生，藤条圆柏二中皮、桦树中皮锦鸡根，

配成稠如绵羊奶，热肿要用酪调敷，寒肿要用根调敷，涂敷不露肌和肤，

藤条能够消肿胀。

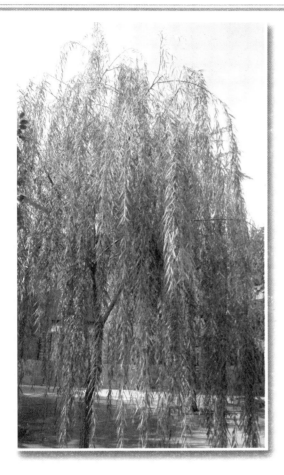

柳树　　ལྕང་པ་ག་རྒྱ་ལྕང་།

---

139. ལྕང་པ་ག་རྒྱ་ལྕང་།

ལྕང་པ་ག་རྒྱ་ལྕང་ལག་པ་ཡི། །རྩ་ནག་བུ་གར་འཇེན་པ་ཡིན། །ལྕང་མའི་མེ་ཏོག་རྒྱ་ཚྭ་དང་། །ཚོ་ནེ་
གུ་གདར་སུ་ཟེ་སེར། །དེ་རྣམས་ཚོ་དང་སྦྱར་ལ་བླུད། །དེས་ནེ་སྐྲངས་ནག་སྐྲངས་ཆུ་འཇེན། །རྩ་ནག་ལྕང་
མའི་སྦོར་པ་ཡིན། །

【译文】柳树

柳树垂柳细叶柳，能够引出手脉脓。柳花硇砂黄硫黄、岛奈固达酪配伍，

引出肿胀之脓水。脉道之脓配柳皮。

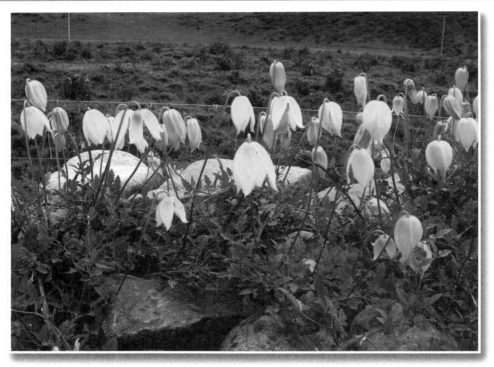

铁线莲　ཀྱི་ཤིང་ཡན་དམར་འབྲོད།

140. ཀྱི་ཤིང་ཡན་དམར་འབྲོད།

ཀྱི་ཤིང་ཡན་དམར་འབྲོད་ཞེས་གསུངས། །དགུན་ཡང་ལོ་མ་མེ་ཏོག་ཡོད། །བོང་ང་དཀར་པོ་གང་ས་བྱུ་ ཅུང་། །སྤང་རྒྱན་དཀར་པོ་ཀྱི་སྟེ་དཀར་པོ་དང་། །ཞེ་ཚོན་ཕྱུ་རྒྱི་བར་ཤུན་དང་། །སྐྱེར་པའི་བར་ཤུན་རྩེ་ བཞིན་བཏགས། །ཆུ་གྲང་དུ་ལ་སྐྱོན་ལ་བཏང་། །དུག་ནད་མ་ལུས་འཇོམས་པ་ཡིན། །ཀྱི་ཤིང་སྙིལ་དམར་ སྦྱོར་བ་ཅན། །

【译文】铁线莲

所说草药铁线莲，冬天也有叶和花，乌奴龙胆白乌头、白花龙胆麻花艽、
蔷薇小檗二中皮，研成细粉凉水服，治疗一切中毒症。此方可配红苋菜。

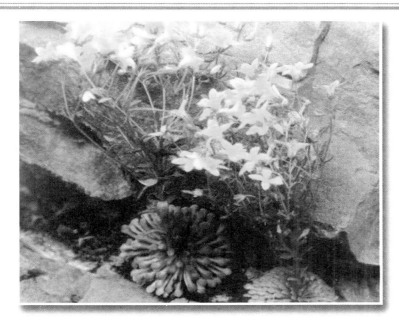

篦齿虎耳草　　 བེའུ་ཞང་སྟོན།

141.　 བེའུ་ཞང་སྟོན།

 བེའུ་ཞང་སྟོན་ཞེས་བུ་བ། །བྲག་ལ་སྐྱེས་པའི་སྟོ་སྨན་ནི། །ལོ་མ་བེའུའི་ཕོང་འདུ་ཟླུམ། །དེ་དང་བྲག་རྐྱ་
དུ་བོ་དང་། །བྲག་ཞུན་གུར་གུམ་ཕྱེ་མ་རྣམས། །མཆིན་པའི་ཤ་ལ་བཏབ་ལ་བཏུང་། །ཡང་ན་མཆིན་པ་དེ་
དང་སྦྱོས། །སྦྱོས་ན་མཆིན་དེ་སོས་པར་འགྱུར། །བེ་ཞབས་བཅུ་གསུམ་པའི་སྨན་སྦྱོར་ནི། །མཆིན་པའི་ནད་ལ་
བདུད་རྩི་འདྲ། །སྐོམ་དུ་བྲག་ཞུན་བུ་རམ་ཆུ། །ཞོ་དར་ཐོ་ཡང་གཏང་བར་བྱ། །

【译文】篦齿虎耳草

草药篦齿虎耳草，生于石岩之草药，叶似牛犊臀部圆。银粉背蕨配此药、
岩精红花研成粉，调入肝肉口中服，或者与肝配伍食，肝胀之疾皆痊愈，
人称十三犊足方，治疗肝病如甘露。如若口渴配岩精、红糖和水及酪浆，
或者配伍乳酪服。

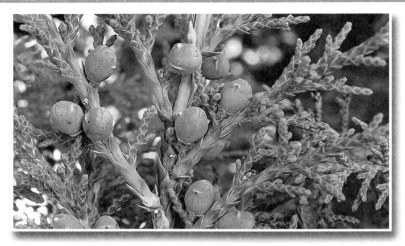

方柏枝　ཚན་དན་རེ་བ་ད་ཟྲ།

142. ཚན་དན་རེ་བ་ད་ཟྲ།

ཚན་དན་རེ་བ་ད་ཟྲའི་ཤིང་། ཕྱོང་པོ་ཆུང་ལ་དྲི་ཡང་ཆེ། །ཚན་དན་ཡང་ན་རེ་བ་དར། །ཏིག་ཏ་ཡུང་བའི་རྩ་བ་དང་། །ཧོང་ལེན་པར་ཏྱེའི་ཐང་དང་ནེ། །ཞོ་དང་སྦྱར་ལ་སྐྲངས་ལ་བྱུག །དེ་ཡིས་ཚ་གྲང་འཛོམས་པ་ཡིན། །ཚན་དན་རེ་བ་ད་ཟྲ་ཡིས། །སྐྲངས་འཛོམས་རྨ་ཡི་གདམས་ངག་ཡིན། །

【译文】方柏枝

所说檀香方柏枝，树木小而气味大，檀香或者方柏枝，獐牙菜和姜黄根、
兔耳草和角茴香，煎汤配酪敷肿胀，寒热肿胀皆消散。檀香配伍方柏枝，
消肿治疮之良药。

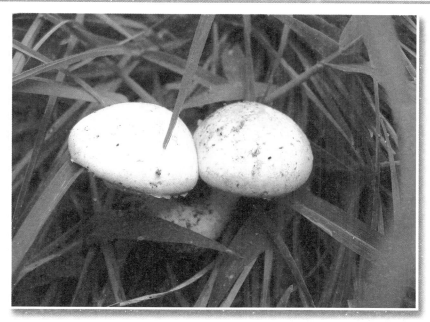

蘑菇　ཤ་མོ།

143. ཤ་མོ།

ཕོ་སྐྲུན་རྒྱལ་པོ་ཤ་མོ་ནི། །གསེར་ཤ་བ་ནི་སྤང་ལ་སྐྱེ། །ཤིང་གི་ཤ་མོ་ཤིང་ལ་སྐྱེ། །ལུད་ཀྱི་ཤ་མོ་ལུད་ལ་སྐྱེ། །ལུག་ལུད་སྐྱེས་པའི་ཤ་མོ་དང་། །ཁར་བ་ཏ་དང་ཏ་སྣགས་པ། །བླ་བའི་རིལ་མའི་ཐལ་བ་དང་། །མེ་ཏོག་ཕོ་མཆོར་སྤྱར་ནས་ནི། །ཁོ་དང་སྤྱར་ལ་རྒྱ་ལ་བྱུག །བོར་དུ་ཡང་ནི་གཏང་བར་བྱ། །རྩིག་གི་ལུས་ནི་མ་རུངས་པ། །ལུད་ཀྱི་ཤ་མོ་ཞེས་བྱ་བ། །ལུག་ལུད་ཤ་མོ་སྨན་སྦྱོར་ཡིན། །

【译文】蘑菇

蘑菇称为草药王，金菇生长在草坡，树菇生长在树干，粪菇生长在粪堆。

羊粪堆生之粪菇，配伍多刺绿绒蒿、角茴香和独一味、麝粪烧灰与乳酪，

调敷疮面内服治，若有积脓不可服，方中所说的粪菇，绵羊粪菇才入方。

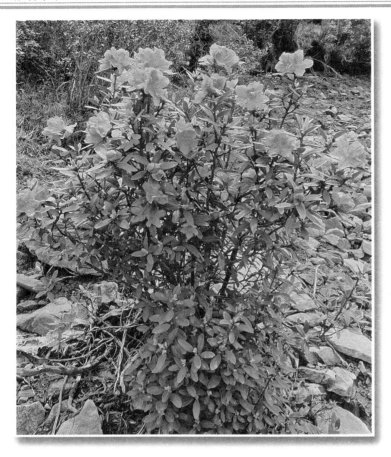

光壳杜鹃　　བལ་བུ་ནག་པོ།

144. བལ་བུ་ནག་པོ།

བལ་བུ་ནག་པོ་ཞེས་བྱ་བ། །དེ་ཡི་མིང་ནི་སུ་རུ་སྟེ། །མེ་ཏོག་དམར་ལ་ཟླུམ་པ་ཡིན། །རང་གི་ནུས་པ་དྲོ་
བ་སྟེ། །ཤུར་བུའི་ལོ་མ་ཚ་བ་གསུམ། །ཁ་ལུའི་ལོ་མ་ཆང་དང་སྦྱར། །བཏུང་ན་གྲང་བའི་ནད་ལ་ཕན། །མཚོག་
ཏུ་པོ་བའི་གྲང་བ་སེལ། །

【译文】光壳杜鹃

所说光壳杜鹃药，其名又称为苏如，花朵红色圆球形，自身性效为温性；

光壳杜鹃叶配伍，小叶杜鹃三热药，用酒送服利寒病，祛除胃寒之良药。

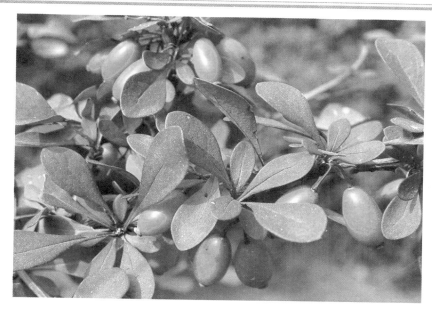

小檗　ཀྱེར་པའི་ཤིང་།

145. ཀྱེར་པའི་ཤིང་།

ཀྱེར་པའི་ཤིང་ནི་ཚེར་མ་ཅན། །རང་གི་ནུས་པས་དུག་ནད་སེལ། །གསེར་འདྲ་རིའི་རྒྱུན་པོ་དང་། །ཡུ་ཐུག་གནས་པའི་དུར་བྱ་དང་། །བཙོ་མ་གསེར་གྱི་མེ་ཏོག་དང་། །ལྡང་ཚ་སྨུག་པོ་འབར་བ་དང་། །སྨྲ་བ་དུག་པའི་མེ་ཤུན་དང་། །ཕྱི་ཡང་ཀུ་ཡི་ལྱུག་མ་དང་། །རྒྱ་ལའི་མེ་ཏོག་མ་ནུ་ཆེ། །སྤྲུང་ཤིང་མེ་ཏོག་ཆུ་ཙ་དང་། །ཐལ་ཁལ་མར་གང་ལྱ་བ་དང་། །ཤ་ལ་དཔ་པའི་སྒོ་བ་དང་། །དེ་དག་ཀྱེར་པའི་བར་ཤུན་དང་། །སྤང་རྒྱན་གུར་གུམ་སྐྱེ་བ་དང་། །ཀྱུ་རུ་དང་ལྱུག་མིག་པ། །ཁྱིག་ཏ་སེ་ཤིང་གྲོ་མ་དང་། །པར་པ་ཏ་ཡི་ཚ་བ་རྣམས། །སྱེ་ཚན་བཅུ་གཅིག་ཐང་དུ་བཏང་། །ཡང་ན་ཐང་སྨན་བྱ་བ་བཏང་། །ཁྲག་མཁྲིས་རྒྱས་ཚད་མ་ལུས་སེལ། །

【译文】小檗

小檗茎干被尖刺，自身功效治毒病，长在如金高山坡，状如丛生绿绒蒿，
花似冶炼之金花，叶似伞房马先蒿。六月剥取中层皮、甘青青兰宽筋藤、
锦葵花和紫铆果、松相麦朵和居如、碱花普兰獐牙菜、蒺藜硫黄等配伍。
或者小檗中层皮、龙胆红花白刺果、余甘子和紫菀花、蔷薇蕨麻獐牙菜、
角茴香和荜茇等，十一味散汤送服，或者煎汤内服后，血胆盛热全清除。

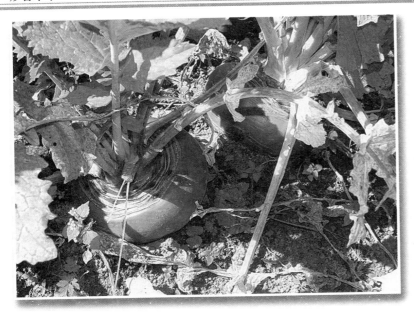

蔓菁　ཉུངས་མ།

146. ཉུངས་མ།

ཉུངས་མ་འབྲོག་ཉུང་གངས་ཅན་ནི། །རང་གི་ནུས་པས་འཁྲུ་བ་སེལ། །ཉུངས་མའི་མེ་ཏོག་སྤང་རྩི་དང་། །བུ་རམ་མེ་ཏོག་བུ་རམ་དང་། །འབྲ་བོའི་ཁུ་བས་ཕུལ་ལ་བཏུང་། །འཁྲུ་བའི་ནད་ལ་ཕན་པ་སྟེ། །མཆོག་ཏུ་རིམས་ཞུན་འཁྲུ་བ་སེལ། །ཉུངས་མས་དུག་ནད་ཐམས་ཅད་བསྲུང་ཞིང་སྐྱོང་། །ཉུངས་མ་བོང་དཀར་ཚ་ལ་དང་། །ལྕགས་རྩི་དྲ་བོ་སྤྱགས་ཁྲི་དང་། །བྲ་རྩི་རྣམས་ནི་ཕོན་དུ་བཏང་། །གངས་ཆུ་བྱ་ལ་གངས་ཆུས་ཕུལ། །ཤ་དུག་ཐམས་ཅད་ཞི་བའོ། །

【译文】蔓菁

雪域蔓菁可入药，自身功效止腹泻。蜂蜜配伍蔓菁花、蒲公英花和红糖，
大枣煎汤送服后，可治各种腹泻病，尤其治疗疫疠泻，蔓菁防泻解诸毒。
蔓菁硼砂白乌头、铁粉麝香翼首草，研成细粉雪水服，解除一切肉毒症。

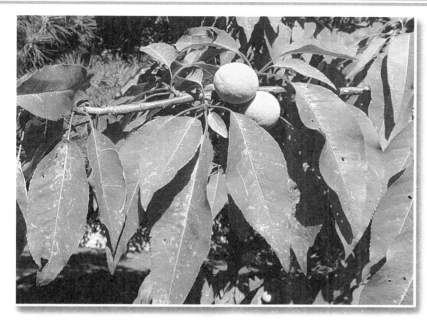

刺桃　རུ་ན་རྒྱ།

147 . རུ་ན་རྒྱ།

རུ་ན་རྒྱ་ཞེས་བྱ་བའི་ཤིང༌། དེ་ཡི་འབྲས་བུ་རག་ཀུང་དང༌། །སྤྱག་མའི་མེ་ཏོག་ནི་གུ་ཀུང༌། །ཆུ་རྒྱའི་སྲུ་
དང་རུ་ཏིག་དང༌། ཁོ་སྟོང་རྣམས་ལ་ཚ་ནན་བྱ། ཁྲང་ནད་ཏོང་ཞེན་སྦྱར་བ་ཡིན། ཁོན་མ་ལྔ་པོ་མཉམ་པ་
སྟེ། ཁྲ་ལ་བྱུགས་ན་སྐྲང་པ་འཇོམས། རུ་ནི་རྒྱའི་སྐྲང་འཇོམས་ཡིན། །

【译文】刺桃

所说这种刺桃树，结的果实刺桃核，配伍荜茇杜鹃花、孔雀毛和藏茴香、
珍珠等药治热症，寒症配伍兔耳草，前五种药等份配，涂敷肿胀即消散，
刺桃之核消肿胀。

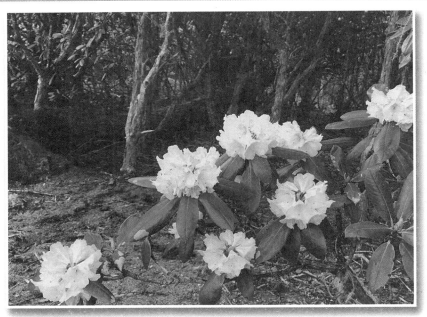

杜鹃花　སྟག་མའི་མེ་ཏོག

148. སྟག་མའི་མེ་ཏོག

སྟག་མའི་མེ་ཏོག་ནི་མཁྲེགས་པ་ལ། ལོ་མ་ལྟ་ལྱང་ནང་ནས་བལ། མེ་ཏོག་དཀར་དམར་མཛེས་ལ་ ཞིགས། སྟག་མའི་མེ་ཏོག་གུར་གུམ་དང་། ག་ཚི་རྒྱ་ཚོ་རྣམས་གཉིས་དང་། ཤུ་ཟེ་ལེགས་པར་བཏུལ་བ་ རྣམས། ཁྲ་ཡི་ཚ་ཁ་ཤོར་བ་དང་། ཁྲུང་ཞུགས་པ་ལ་ཁོང་དུ་བཏང་། པགས་པ་རུལ་དང་མཆེད་པ་ལ། ཁྲ་ ལ་བྱུགས་ཏེ་སྟེང་ནས་དགབ། ཁྲག་གཚོང་སྟག་མའི་མེ་ཏོག་སྟོར་བ་ཡིན། །

【译文】杜鹃花

杜鹃树的木坚硬，叶片略卷内有毛，花朵白红很美丽。红花配伍杜鹃花、
麝香硇砂制硫黄，内服治伤疮失血、隆邪侵入伤和疮。皮肤溃疡蔓延时，
涂敷肌肤上覆盖，止脓需配杜鹃花。

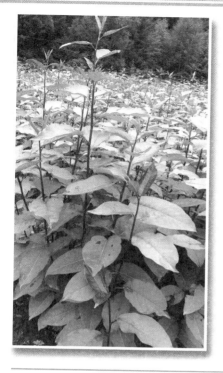

响叶杨 ལྕང་མ་སྒྱུར་པ།

149. ལྕང་མ་སྒྱུར་པ།

ལྕང་མ་སྒྱུར་པ་ཞེས་བྱ་བ། །ཕྱོང་པོ་ཆེ་ལ་ལོ་མ་ཆེ། །མེ་ཏོག་བལ་འདུ་དཀར་བ་ལས། །འབྲས་བུ་ཤིང་
རྙིན་འབྲུམ་པ་ཅན། །ལྕང་མ་སྒྱུར་པའི་ཤུན་པ་དང་། །སྲག་པའི་ཤུན་པ་ཁྲག་གཅོད་རྩ། །ཙ་ཡི་སྐྱིན་གྱིས་
སྨང་བ། །ཞོ་དང་སྒྱུར་ནས་བྱུགས་ན་ན་ཐབ། །རྩང་བ་ཐམས་ཅད་འཇོམས་པ་སྟེ། །མཁྲིས་རྩ་སྐྲང་ནས་ན་
ཞོ་དང་སྒྱུར། །རླུང་རྩ་སྐྲང་ན་བུ་རམ་སྒྱུར། །ཁྲག་རྩ་ལ་ནི་ར་ཞོ་སྒྱུར། །ཙ་སྐྱོན་སྐྲང་ནས་འཇོམས་པའོ། །ལྕང་
མ་སྒྱུར་པ་ཤུན་པ་བཟང་། །རྩ་སྐྲང་འཇོམས་པའི་མཆོག་ཡིན་ནོ། །

【译文】响叶杨

所说杨树响叶杨，树干高大叶片大，花絮白色如棉花，老树结籽粒微小。

响叶杨皮杜鹃皮，配伍止血治脉病。配伍乳酪外涂敷，治疗脉病之肿胀。

胆脉肿胀配乳酪，隆脉肿胀配红糖，血脉肿配山羊奶，治疗脉肿之良药。

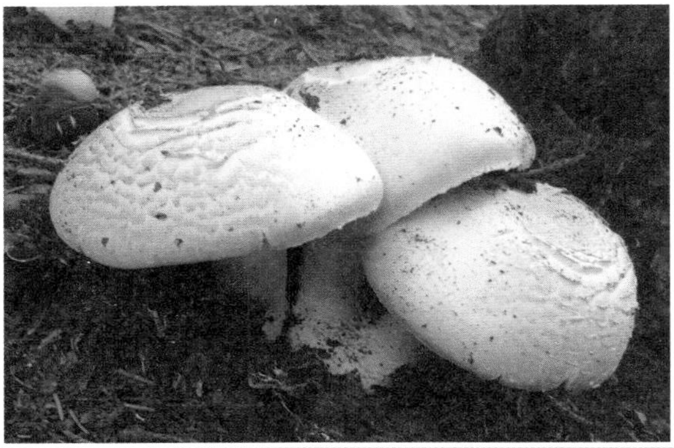

白蘑菇 ཤ་ཡི་སྦྲོ།

150. ཤ་ཡི་སྦྲོ།

སྦྲོ་ཡི་རྒྱལ་པོ་ཤ་ཡི་སྦྲོ། །ཤིང་གསེབ་ནགས་ཀྱི་མཐའ་ལ་སྐྱེ། །ཤ་མོའི་རིགས་ནི་ཤ་ཡུ་ཅན། །འདྲ་ནི་ནགས་སག་ཤ་ཡུ་འདྲ། །དེ་ནི་རྙེད་ན་རབ་ཏུ་བཤད། །མ་རྙེད་སྤང་སྐྱེས་གསེར་ཤ་མོ། །ཡང་ན་སྤང་ཤ་ལྗོ་དམར་ཏེ། །ནང་ནི་གདུགས་ཀྱིས་ཕུབ་པ་འདྲ། །ཤ་མོང་དེ་དང་ཏིག་ཏ་དང་། །སྨུག་དང་ཞོ་བཙོས་ནང་དུ་གདབ། །འབྲུ་བ་གསོད་པའི་སྨན་ཡིན་ནོ། །ཡང་ན་ཤ་མོ་གང་རྙེད་དང་། །ལོ་བཙན་མེ་ཏོག་ཐ་རམ་པ། །ཚོད་འབྲུ་ཆུ་དང་སྦྱར་ལ་བཏང་། །ཁྲང་འབྲུ་ཆང་དང་སྦྱར་ལ་བཏང་། །ཤིང་ནི་སྟ་ཡི་ལོ་མ་དང་། །ལྕང་མ་རྒྱུན་འབྲུམ་ཤིང་མངར་དང་། །སྟག་མའི་མེ་ཏོག་དག་དང་ནི། །རྟེལ་བུའི་ཤིང་གི་བར་ཤུན་དང་། །ཤ་བ་གླ་བ་དགོ་བ་དང་། །ར་ཡི་རུས་པའི་ཐལ་བ་དང་། །དེ་ཕོའི་ཕྱི་སྲེར་ཐལ་བ་དང་། །འོ་མ་ག་རས་རི་ལུ་བྱ། །ཆུ་དང་སྦྱར་ལ་ཁོང་དུ་བཏང་། །རྨ་རྣམས་གསོ་སྟེ་ཆུ་མི་འཛིགས། །སྦྲ་ཤིང་རྒྱལ་པོའི་སྦྱོར་བ་སྟེ། །རྨ་ཡི་བདུད་རྩི་ཡིན་པར་གྲགས། །

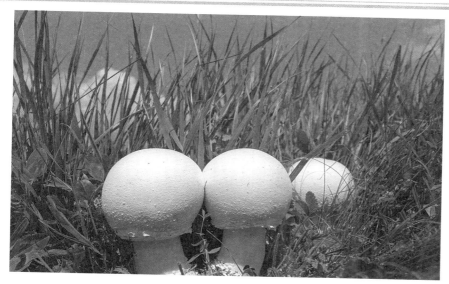

白蘑菇 ང་སྤོ།

【译文】白蘑菇

草药之王白蘑菇，生在树丛和林缘，具有蘑菇肉质柄，形状如同林缘菇，
找到此菇非常好，无时草坡金菇代，或用草坡红腹菇，菌褶如同伞撑开。
此菇配伍獐牙菜、莎木面调入煮酪，治疗腹泻之良药。或者任何一种菇，
配伍白蓝翠雀花，再加平车前研粉，热泻宜用水送服，寒泻宜用酒送服。
配伍宽筋藤之叶、柳皮葡萄和甘草、陇蜀杜鹃之花朵、悬钩蔷薇之中皮、
鹿麝黄羊和山羊，各自之骨烧成灰，再配雄鸡后距灰，用奶白糖泛小丸，
与水配伍口中服，伤疮痊愈水不害，此方称为藤条王，治疗伤疮似甘露。

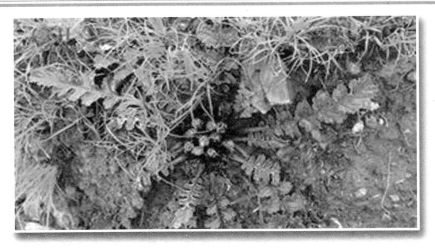

南藏菊　ཕོ་རོག་ལྕུང་མ།

151. ཕོ་རོག་ལྕུང་མ།

ཕོ་རོག་ལྕུང་མ་ཞེས་བྱ་བ། །ལོ་མ་མང་ལ་ད་ག་མང་། །ལོ་མའི་རྒྱབ་ནི་སྐྱ་བ་སྟེ། །རྩ་བ་སྦོང་པོ་བཅག་པ་ནག །རྩ་བའི་ལྡག་པ་འདོད་པ་སྟེ། །སྦོང་དང་འདུ་བས་དམ་ལ་འབྱར། །བྱ་རོག་ལྕུང་མའི་རྩ་བ་འམ། །ལོ་མ་མང་རུང་སྟེ་ཤུ་དག་སྐྱུར། །དབལ་ཐལ་དབྱི་མོང་སྐྱུབ་ག་དང་། །སྦེ་ཚའི་མེ་ཏོག་ནས་ཐལ་དང་། །སྤྱང་ཀྱིའི་རིལ་བུ་བྱས་ནས་ནི། །འབྲས་ཀྱི་ཚ་ནད་གསོ་བར་བྱེད། །ཤ་ཡི་རུལ་གཅོད་གཞན་ལ་བསྭགས། །བྱ་རོག་ལྕུང་མའི་སྨན་སྦྱོར་ནི། །ཟགས་ནད་འབྲས་ཀྱི་གཉེན་པོ་ཡིན། །

【译文】南藏菊

所说草药南藏菊，叶片多而裂片多，叶片背面灰白色，根茎折断为黑色，

根子多生并伸展，紧紧粘连在一起。南藏菊的根或叶，配伍银灰藏菖蒲、

铁线莲和草玉梅、毛茛花和红铜灰，蜜泛成丸羊粪大，功效治疗肿核疮，

止住肌肉腐烂症，治疗他疮有良效。南藏菊配多种方，专治滴漏和核疮。

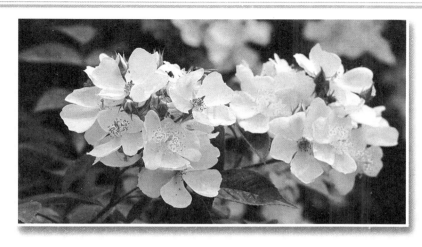

悬钩蔷薇　 ཌེ་ཏོང་མ།

152 . ཌེ་ཏོང་མ།

ཌེ་ཏོང་མ་ཞེས་བྱ་བ་ནི། སྡོང་པོ་དཀར་ཅན་ཤུན་པ་སྨུག །ཌེ་ཏོང་མ་དང་བྱ་ཏོང་སྒོས། །བྲེར་པའི་བར་ཤུན་བོང་ང་དཀར། །ཞུན་མ་ཁ་སྨུག་ལོ་མ་དང་། །དཔའ་བོ་དཀར་སེར་ཐབ་ཞུན་དང་། །ཁྱུམ་བྱ་རེ་རལ་སྐྱུངས་དང་མཆུངས། །ཕྱེ་མ་ཀར་དང་སྤྱར་ནས། །ཁོང་དུ་བཏང་ན་དུག་ནད་སེལ། ཌེ་ཏོང་མ་ནི་དུག་སྨན་ཡིན། །

【译文】悬钩蔷薇

悬钩蔷薇树木药，茎干白色皮紫色，配伍白糖骨碎补、小檗中皮白乌头、
紫头蔓菁之叶片、白黄商陆和岩精、蔷薇中皮毛翠雀，内服可解中毒症。
蔷薇中皮解毒药。

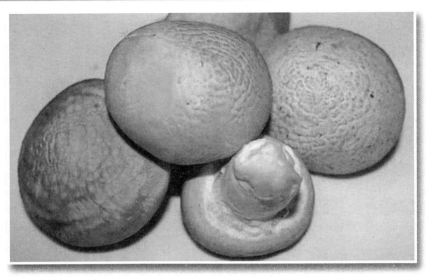

黄蘑菇　གསེར་ཤ་མོ།

153. གསེར་ཤ་མོ།

སྤང་ལ་སྐྱེས་པའི་གསེར་ཤ་མོ། །རང་གི་ནུས་པས་ཤ་དུག་འཇོམས། །གསེར་ཤ་མོ་དེ་དུག་ཡོད་པས། །དེ་
ཡི་ཕྱེད་ཀྱི་ཟ་ཡུག་ཏོག་དང་། །ཁུ་ཏོག་ཕྱེད་ཀྱི་ཚྭ་དང་སྟེ། །དེ་གསུམ་ཆུ་གྲང་སྦྱར་ལ་བཏང་། །ཁ་དུག་ཀུན་
གྱི་སྨན་དུ་བཀའ། །

【译文】黄蘑菇

草坡生的黄蘑菇，自身功效解肉毒。黄菇本身就有毒，蘑菇一半之碱花、碱花一半之食盐，三药配伍凉水服，可治各种中毒症。

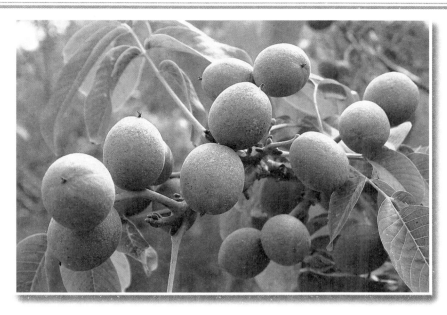

核桃　སྟར་ཁའི་ཤིང་།

154. སྟར་ཁའི་ཤིང་།

སྟར་ཁའི་ཤིང་ཞེས་བྱ་བ་ནི། སྟོང་པོ་ཆེ་ལ་ལོ་མ་འཐུག །མེ་ཏོག་དཀར་དམར་མདངས་དང་ལྡན། །འབྲས་བུ་སྟར་ཞེས་བྱ་བ། རང་གི་ནུས་པས་འཁྲུ་བ་སེལ། །སྟར་ལ་བཅུ་གསུམ་ནང་ཤ་དང་། །འདུལ་ལ་སྦྱོང་གི་ནང་དུ་བླུག །མེ་ལ་སྲོས་ལ་བཙགས་བྱ་སྟེ། །ཨར་ཁ་ནེ་དང་ཐ་རམ་འབྲ། །ཁྲི་ཆེ་དོ་དང་སྟར་ལ་བཏང་། །དེས་ནི་ཚད་འཁྲུ་སེལ་བར་བྱེད། །འཁྲུ་བའི་སྨན་གཞན་དང་ཡང་སྦྱར། །

【译文】核桃

核桃树大叶子厚，花朵白红有光泽，果实名称叫核桃，自身功效止腹泻；

核桃内仁十三颗，炮制好后装容器，用火烤热滤取油，平车前籽两刀尖，

配伍内服止热泻，可配其他止泻方。

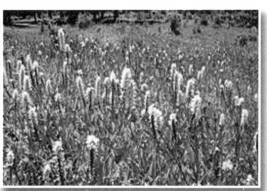

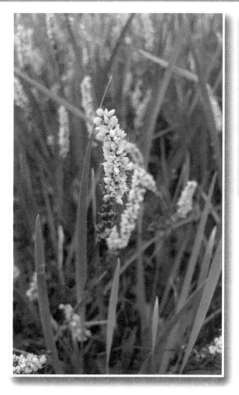

珠芽蓼　རམ་བུ།

---

155. རམ་བུ།

རམ་བུ་ཞེས་ནི་བྱ་བ་ཡི། །ལོ་མ་ཆུང་ལ་རྩ་བ་དམར། །མེ་ཏོག་དཀར་པོ་ཁྲི་མཐུག་འདྲ། །འབྲས་བུ་དམར་པོ་རམ་བུ་ཟེར། །རང་གི་ནུས་པས་འཁྲུ་བ་གཅོད། །རམ་ཟན་འབྲས་དང་ད་ཏིག་དང་། །སྐྱག་དང་སྦྱར་ནས་བཏང་བ་ཡི། །ཁྱང་འཁྲུ་ཆང་དང་སྦྱར་ལ་བཏང་། །ཚད་འཁྲུ་ཆུ་གྲང་དག་གིས་ཕུལ། །

【译文】珠芽蓼

所说草药珠芽蓼，叶片较小根子红，花朵白色似狗尾，果实红色称然普，

自身功效止腹泻，然普糌粑和大米、盐麸果和莎木面，诸药配伍口中服，

寒泻宜用酒送服，热泻宜用凉水服。

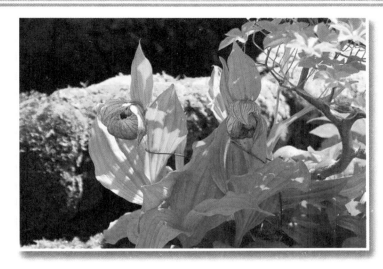

敦盛草　ཁ་བྱུག་ལྕུ་བ།

---

156. ཁ་བྱུག་ལྕུ་བ།

སྨོམས་ལ་ནད་ཀྱི་ཤྲིས་མ་བཟང་། །ཁ་བྱུག་ལྕུ་བ་ཞེས་བྱ་བ། །ལོ་མ་ན་ལྡང་འདུ་སྟེ་རིང་། །མེ་ཏོག་དམར་སྐྱ་གསལ་བ་ཡིན། །ཁ་ནི་ཐུར་ལ་ལྕུ་བ་ཡིན། །རང་གི་ནུས་པས་ཆགས་པ་ཆུང་། །བུད་མེད་ཆགས་པ་ཆེ་བ་ལ། །སྐྱ་འདིས་ཆགས་པ་ཆུང་བར་ནུས། །ད་ཕྱིད་ཤ་དང་རྣམས་པའི་ཤ་རྒྱུ་མཆིལ་ཤ་དང་མར་དང་ནི། །ཁྲ་རས་སྨན་མར་བཏང་བྱས་ན། །ལུས་ཤེད་ཆེ་ལ་ཆགས་པ་ཆུང་། །

【译文】敦盛草

敦盛草为平欲药，那奥赛玛为药名，也称库秀加瓦草，叶片椭圆而且长，
花朵红紫光泽显，花朵下弯口朝下，自身功效平色欲，妇女色欲太旺盛，
服下此药性欲减。配羌活鱼蜥蜴肉、酥油红糖麻雀肉，配成药油口中服，
可增体力减性欲。

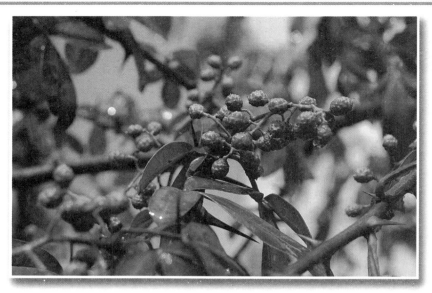

花椒 གཡེར་མ།

157. གཡེར་མ།

གཡེར་མ་འབྲས་བུ་ལ་གསུམ་གསང་། །སྟོང་མཁར་ནོ་དང་དུད་པ་ན། །ཕྱིའུ་མཁལ་པའི་བྱུན་དང་ནི། །གཡེར་མ་སྦྱར་བའི་ལྱམས་བྱས་ན། །འབྲས་ཀྱི་ནད་ལ་ཕན་པར་འགྱུར། །གཡེར་མ་ཞིང་མཐར་རྒྱུན་འབྱམ་དང་། །སྟར་བུ་སྦྱར་ན་སྐོ་ནད་སེལ། །གཡེར་མ་དང་ནི་པི་པི་ལིང་། །སྟར་བུས་སྐྲང་འགགས་ནད་རྣམས་སེལ། །གཡེར་མ་རང་གི་ནུས་པས་སྐྲང་ཡང་བའི། །པི་པི་ལིང་ནི་རྩག་མ་བདུན། །མར་ཁུའི་ནང་དུ་བཙོས་པ་དང་། །གཡེར་མ་དང་ནི་སྤྱོ་ལོ་དཀར། །དང་ཡལ་ཁ་ཚར་བཏབ་འཐུང་ན། །ཁྱི་བ་འགགས་པ་སེལ་བར་བྱེད། །གཡེར་མ་རྒྱའམ་ཆང་ལ་བསྲེལ། །བཏུང་ན་གྲང་འཁྲུ་གཅོད་པར་བྱེད། །རྩ་བར་ཤིག་སོང་ཚོ་ཆུར་སྦངས་པའི་ཁུ་བ་བཏུང་། །གཡེར་མ་ཆུ་ལ་བསྒྱངས་པ་ཡི། །ཁུ་བ་ཚགས་པ་ལ་ཡང་ཕན། །དུང་པས་བདུགས་ཀྱང་ཕན་པར་འགྱུར། །དུག་ཡོད་ཁྲིམ་དུ་འགྲོ་བ་ན། །གཡེར་མ་སྦྱར་ན་མི་ཚུགས་སོ། །

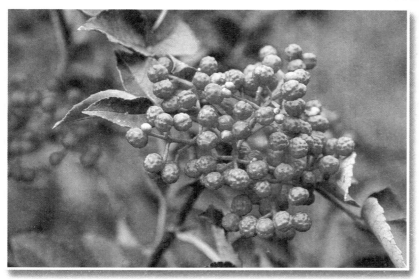

花椒　གཡེར་མ།

【译文】花椒

花椒果实启三口，酒糟乳酪和烟絮、麻雀粪和花椒果，配伍罨浴治肿核。

花椒甘草和葡萄、沙棘果配治肺病。花椒荜茇沙棘果，配伍治疗喑哑症。

花椒功效能顺音，荜茇七颗酥油煎，杀温之后调花椒，再调高山辣根菜，

内服开通咽喉阻。花椒水煎或酒煎，内服治疗腹寒泻。虱子进入耳道中，

花椒盐水泡取汁，适当滴耳虱退出。花椒水泡取汁液，益精增欲夫妻欢。

烧烟熏治也有益，进入有毒房间时，嚼食花椒不中毒。

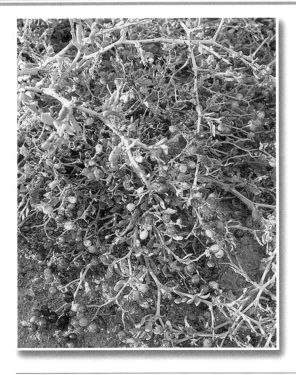

白刺　ཚེར་སྐྱུ་མ།

158. ཚེར་སྐྱུ་མ།

ཚེར་སྐྱུ་མ་ཞེས་བྱ་བ་ནི། །ལོ་མ་ཚེར་མ་འདབ་ཆན་སྔོ། །འབྲས་བུ་ལ་ཕྱུག་འབྲས་བུ་འདྲ། །རང་གི་ནུས་པས་སྲིན་ནད་འཇོམས། ཚེར་སྐྱུ་མ་ཡི་འབྲུ་གུ་དང་། །ཕུར་མོའི་ལོ་མ་ལང་ཐང་རྩེ། །སྤང་སྤོས་དང་ནི་ཏྲ་སྩགས་པ། །སློག་སྐྱུ་བྱ་རས་རིལ་བུ་སྦྱར་བཏང་ན། །སྲིན་ནད་འཇོམས་པར་བྱེད་པ་ཡིན། །མར་དང་སྦྱར་ནས་ཕྱུགས་པ་ན། །ལུས་ཀྱི་རྫིག་ཆགས་ཆུ་བར་འགྱུར། །

【译文】白刺

才尔加玛为白刺，叶片青色被小刺，果实状似萝卜籽，自身功效治虫病。

才尔加玛之种子，配伍结血蒿之叶、莨菪籽和独一味、甘松大蒜和红糖，

配丸内服治虫病。配伍酥油外涂敷，身体痛风化成水。

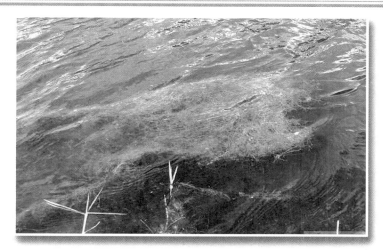

水绵　ཆུ་བལ་མོ།

159. ཆུ་བལ་མོ།

ཆུ་ལ་སྐྱེས་པའི་ཆུ་བལ་མོ། །སྔོན་པོ་བལ་དང་འདྲ་བ་སྟེ། །རང་གི་ནུས་པས་བསྐམ་རྩི་ཡིན། །དུད་པ་
སྲན་མ་བསྲེགས་པ་འདུ། །ཁྲི་བ་བསྲེགས་པའི་ཐལ་བ་དང་། །ཞོ་དང་མར་ནག་སྦྱར་བ་ཡིས། །ཁྲ་དང་སྐྲངས་
ནམས་འཇོམས་པར་བྱེད། །ཁྲིས་མའི་རྩ་བ་ཆུ་བལ་མོ། །འདམ་བུ་ཀ་ར་སྦྱར་བ་ཡིས། །མེས་ཚིག་པ་ཡི་རྨ་ཡང་
གསོ། །

【译文】水绵

净水生成之水绵，状似蓝色之丝绵，自身功效干燥药。配伍烟絮豌豆灰、
喉灰乳酪菜籽油，外敷治疗伤疮肿。马蔺之根和水绵、沿沟草配外涂敷，
功效治疗火烧伤。

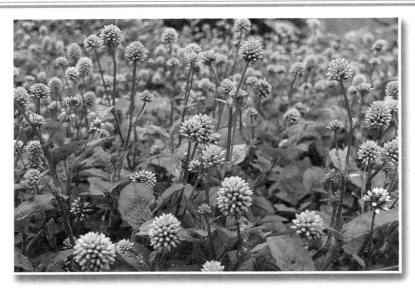

头花蓼　ཀླུ་སྨུག །

160. ཀླུ་སྨུག །

ཀླུ་སྨུག་ཞིང་གི་ལོ་མ་ལ། །ཚེ་དམར་ཏོང་ཞེན་རྒྱ་སྤོས་པ། །དར་ཡ་གན་ནི་དམར་པོ་ལ། །བོང་ང་དཀར་པོ་ཀྱི་ཕྱེ་དགར། །ཕྱུ་མོ་མཚེའུ་འབྱིན་ཕྱེ་མ་རྣམས། །ཆང་མཚམས་རྒྱ་གྲང་ཏུ་ལ་སྐྱོན། །འཁྲུགས་རིམས་སྐྲོ་པའི་གཟེར་ལ་སོགས། །ཆད་པའི་ནད་རྣམས་ཀུན་ལ་ཕན། །

【译文】头花蓼

头花蓼叶矮紫堇、兔耳草和草木樨、甘青报春白乌头、麻花艽和耧斗菜，
诸药配伍制成散，酒水等份为引服，治疗紊乱疫疠症、疔疮疼痛等热症。

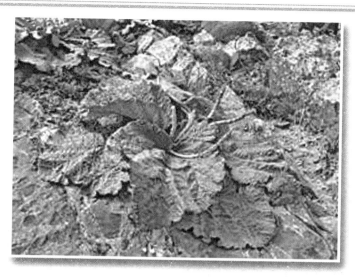

穗序大黄之一种 ཁྱི་ལྕུག་ཤིང་།

161. ཁྱི་ལྕུག་ཤིང་།

ཁྱི་ལྕུག་ཤིང་ཞེས་བྱ་བ་ནི། །ཆུང་ཆུང་པ་ཞེས་བྱ་བར་གྲགས། །ཆུ་བ་འཛུ་བར་དུམ་དང་བཅས། །སྣུ་ཕྱེ་མ་ ཞེས་གྱང་བྱ་བར་གྲགས། །དེ་དང་བོང་ང་དཀར་པོ་དང་། །ཨེ་ཚོད་བར་ཤུན་སྣ་ཆུང་བ། །སྐྱེར་དཀར་བར་ ཤུན་ཕྱེ་མ་ཆུ་གྱང་དུ་ལ་སྐྱོག །དུག་ནད་རིམས་ནད་འཇོམས་པར་བྱེད། །ཆུ་ཆུང་ཚ་བ་ཀ་ར་རྣམས། །ཁྲ་རོག་ ནོར་བུ་ཉུ་ལོ་དང་། །ཕྱིའུ་ཆུང་ཀང་མར་སྦྱར་བ་ཡིས། །རྨ་ཡི་ཤུལ་བསྐྱེད་ཅིང་གསོ། །

【译文】穗序大黄之一种

穗序大黄之一种，又名称为琼琼巴，形状如穗序大黄，其名又称为鲁代。
此药配伍白乌头、蔷薇中皮垂头菊、白檗中皮制成散，凉水为引送服后，
治疗毒症疫疠症。穗序大黄配白糖、肉果草和小雀髓，并配乳酪外涂敷，
治疗伤疮生新肌。

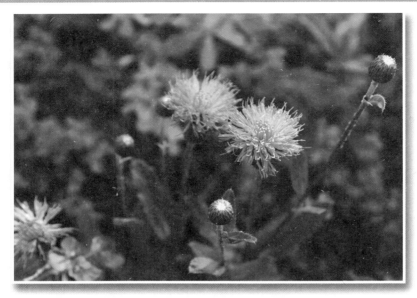

小蓟　ཁྲོག་ཆུང་།

162. ཁྲོག་ཆུང་།

ཁྲོག་ཆུང་ཞེས་བྱའི་ལོ་མ་ནི། །ཁག་ག་ཅན་དུ་སྐྱེ་བ་ཡིན། །མིང་ནི་ཁྲོག་ཆུང་ཁྲག་གཅོད་པ། །དེ་དང་
སྤྲ་བའི་ལོ་མ་དང་། །ཁྲམ་སྔང་ཁུ་བ་དོམ་མཁྲིས་སོགས། །མཁྲིས་པ་རྗེད་ཚོད་སྦྱར་བྱས་ནས། །ཁོང་དུ་བཏང་
ན་ཁྲག་རྣམས་གཅོད། །ཁྲོག་ཆུང་པ་དང་གང་སྐྱ་ཆུང་། །མཚལ་དང་དོམ་མཁྲིས་ཀར་དང་། །ཆུ་གུ་ལས་
ཡག (ཐ་རམ) སེ་སྟུ་ར། །བུད་མེད་ཁྱེའུའི་ཞོ་སྦྱར་ལ། །རྨ་ཡི་ཤའི་གསོ་བར་བྱེད། །ཁྲོག་ཆུང་པ་ཞེས་བྱ་བ་
འདི། །ཁྲག་གཅོད་སྨན་གྱི་རྩ་བ་ཡིན། །

【译文】小蓟

所说草药之小蓟，叶片边缘裂而生，又名超群止血草。此药配伍羌活叶、
揉出绿液加熊胆，以及各种动物胆，内服能够止出血。乌奴龙胆配小蓟、
朱砂熊胆和白糖、平车前和禹粮土，男婴母乳调糊敷，养育伤疮之新肌。
所说这味小蓟药，止血药之根本药。

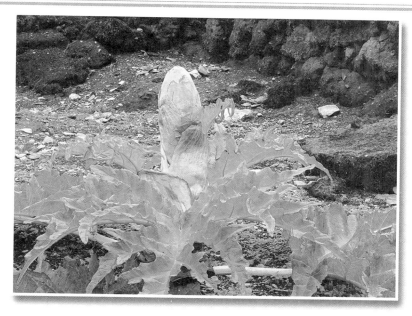

西藏大黄 ཆུ་མ་ཉུང་བ།

163 . ཆུ་མ་ཉུང་བ།

ཆུ་མ་ཉུང་བ་ཞེས་བྱ་བ། ཁྲིབས་ཀྱི་ཆུ་མ་ཆེག་འཐེང་ནི། །ལོ་མ་ཆུ་བ་འདུ་ལ་ཆུང་། །ཁྱམ་བུ་ཆུ་བ་
འདུ་བ་ལ། །རང་གི་ནུས་པ་ཀྲ་ཡེ་ཆུ་སྨན་ཡིན། །ཆུ་མ་ཆེག་འཐེང་རྩ་བ་དང་། །བདུད་ཙི་སྦྱང་ཙི་དོ་པོ་
རྣམས། །ཁུར་ཀུམ་བོང་ང་དཀར་པོ་དང་། །ཁྱི་ཐེ་དཀར་པོ་ཙ་གང་རྣམས། །དོམ་མཁྲིས་དང་ནི་ག་བུར་
དང་། །ཞམ་མཁའི་མེ་ཏོག་སྦྱང་ཙི་སྦྱར། །མགོ་ཡི་སྨན་ལ་མཆོག་ཏུ་བསྔགས། །རྨ་གཞན་དག་གི་སྨན་ཡང་
ཡིན། །

【译文】西藏大黄

所说草药藏大黄，生在阴面草山坡，又称努玛且昌草，形似穗序大黄药，
叶比穗序大黄小，自身治疮敛水药。努玛且昌之根子、甘露药物翼首草、
红花熊胆麻花艽、甘青乌头天竺黄、冰片裂叶翼首花、柳兰叶之风毛菊，
配伍成方敷伤疮，治疗头伤特效药，亦为其他伤疮药。

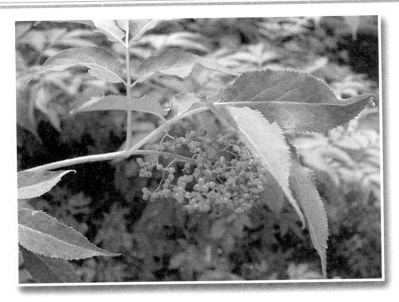

接骨木　ཕུ་ནེ་དུ་ཟ།

164. ཕུ་ནེ་དུ་ཟ།

ཕུ་ནེ་དུ་ཟ (ཡུ་གུ་ཤིང་) ཞེས་བྱ་བ། །སྡོང་པོ་ཟུར་བཞི་ཚིགས་པ་ཅན། །མེ་ཏོག་སྔོན་པོ་དྲི་དང་
ལྡན། །རང་གི་ནུས་པས་བགེགས་རྣམས་འཇོམས། །ཕུ་ནེ་དུ་ཟའི་མེ་ཏོག་དང་། །དོམ་མཁྲིས་ཡོལ་བ་ས་དེ་
དང་། །ནས་མཁའི་མེ་ཏོག་ཞ་བ་དང་། །ཨ་རྩེ་ཏི་དང་གུར་གུམ་དང་། །སྡོང་ཚི་ཤུ་ལོ་སྤྲར་བ་ཡི། །ཁ་རྣམས་
ཐམས་ཅད་ཞེས་གསོའོ། །

【译文】接骨木

所说草药接骨木，茎秆四方生有节，花朵蓝色有气味，自身功效驱邪魔。

接骨木花和熊胆、柳兰叶之风毛菊、红花木贼蛇床子、梭砂贝母和蜂蜜，

再加乳酪配成糊，涂敷治疗伤和疮。

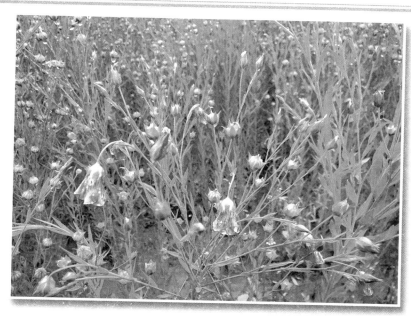

胡麻　ཟར་མ།

165. ཟར་མ།

ཟར་མ་ཁྲིམ་ལ་ལོ་མ་དང་། །མེ་ཏོག་མཐིང་ག་མདངས་དང་ལྡན། །ཟར་མའི་འབྲུ་གུ་ཕུལ་དོ་
བརྔོས། །ཁྲག་བཙོང་སྲང་གཅིག་བཏུལ་ཏེ་བཏུང་། །སྲོ་མའི་འབྲུ་གུ་ཕུལ་དོ་དང་། །ཁ་རུ་ཚི་ནི་སྲང་གཅིག་
དང་། །སྐྱོང་རྣམས་ནི་ཞིབ་བཏགས་ནས། །འབྲི་ཡི་ལོ་མས་སླུར་ནས་ནི། །མཚོག་མ་མ་གཏོགས་མགོ་ལ་
བྱུག །དེ་སྤྱིང་དར་འཇམ་བཅིངས་ནས་ནི། །ཞག་གསུམ་བར་དུ་བཞག་པར་བྱ། །ཁྲད་དང་ཤུག་པར་ན་བ་
དང་། །ཁྲུང་ཞུགས་སྐྱན་པ་རྗིག་ཅན་དང་། །ཁྲད་ནད་རྙིང་པ་གསོ་བར་བྱེད། །བདུད་ཙི་ཟར་མའི་སྨན་སྦྱོར་
ཡིན། །

【译文】胡麻

胡麻茎坚叶茂盛，花朵蓝色光泽艳，胡麻种子两普炒，石葱一两捣成泥，

再加黄葵籽两普，再加紫硇砂一两，配伍鸡蛋研成粉，牦牛奶调搅成糊，

除了囟门全头涂，绵软绫绸包裹好，三天之内不要解，可治甚痛之脑病、

隆邪入脑痛风病、年深日久旧脑病，称为甘露胡麻方。

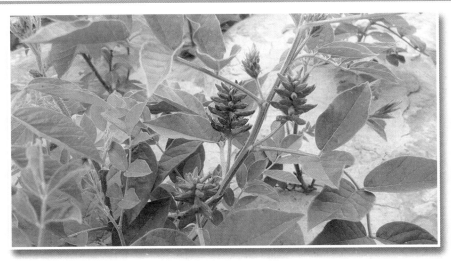

甘草　ཤིང་མངར།

166. ཤིང་མངར།

ཤིང་མངར་སྡོང་པོ་ཐིམ་པ་ལ། མེ་ཏོག་སྔོན་པོ་རབ་ཏུ་ཆུང་། རྩ་བ་སེར་པོ་རོ་ཡང་མངར། རང་གི་ནུས་པས་གློ་ནད་སེལ། ཁྲོ་ལོ་དཀར་པོ་ར་ཏ་དང་། རྒྱུན་འབྲུམ་དང་ནི་སྟར་བུ་དང་། འབྲི་ཤོག་བར་ཤུན་སྦྱར་བྱས་ནས། ཁ་ར་འམ་སྦྲང་རྩིའི་ཏ་ལ་སྐྱོལ། གློ་ནད་མ་ལུས་སེལ་བར་བྱེད། ཤིང་མངར་རྒྱལ་པོའི་སྨན་བ་འདི། གྲོགས་ལ་ནུས་པ་བསམ་མི་ཁྱབ། །

【译文】甘草

甘草茎秆很坚柔，花朵蓝色非常小，根子黄色其味甘，自身功效治肺病。

配伍高山辣根菜、川木香和沙棘果、葡萄藏紫草中皮，白糖蜂蜜作药引，

治疗一切肺部病，这剂甘草后妃方，作为佐药效无穷。

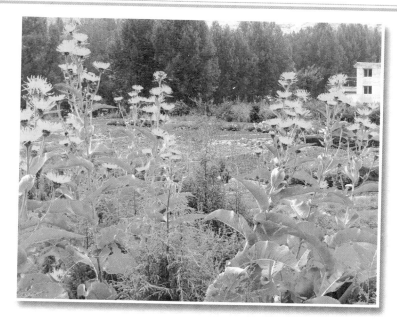

藏木香　མ་ནུ།

167. མ་ནུ།

མ་ནུ་རྩ་བ་དཀར་པོ་མཁྲེགས། །ལོ་མ་རེ་ཙོ་མ་དང་འདྲ། །མ་ནུ་གཀྲ་ག་རེ་དང་། །བཅའ་སྐྱེའི་ཐང་གིས་བད་ཀན་སེལ། །མ་ནུ་སྒྲེ་ཉེས་ཐང་གིས་ནི། །རླུང་དང་ཕུན་པའི་བད་ཀན་སེལ། །མ་ནུ་བཅའ་སྐྱེའི་ཐང་གིས་ནི། །བད་ཀན་གྲང་བ་སེལ་བར་བྱེད། །མ་ནུ་བཅའ་སྐྲ་གོ་སྟོང་རྣམས། །ཐང་བྱས་བུ་རམ་དང་སྦྱར་ནས། །འཐུངས་པས་གྲང་བ་འཇོམས་པར་བྱེད། །མ་ནུའི་ཆིག་ཐང་བད་ཀན་སེལ། །

【译文】藏木香

藏木香根白而硬，叶片似黄帚囊吾。藏木香配悬钩木、生姜煎汤治培根。
藏木香宽筋藤汤，治疗隆培根合病。干姜藏木香煎汤，能治培根之寒症。
藏木香和藏茴香、生姜煎汤加红糖，内服治疗诸寒症。藏木香之独味汤，
功效治疗培根病。

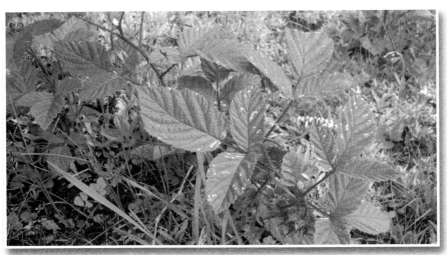

悬钩木　གཙེར་ཀ་རོ།

168. གཙེར་ཀ་རོ།

གཙེར་ཀ་རོ་ཤིང་བ་ཁྱུམ་བུ་འདྲ། །འབྲས་བུ་དམར་པོ་མངར་དང་ཞུན། །འབྲས་བུ་ཟོས་ན་ཚམ་པའི་ནད་ལ་ཕན། །སྨྲེ་ཉེས་གཙེར་ཀ་རོ་དང་། །བཅའ་སྒ་རུ་བསྐོལ་བ་ཡིས། །ཁ་བས་བད་ཀན་དབུགས་མི་བདེ་བ་དང་། །ཡི་ག་འཆུས་དང་རྩིབ་ལོགས་གཟེར། །དུ་བ་ལས་བྱུང་རིམས་ལ་བསྒྲགས། །ཁོང་མ་རྣམས་ཀྱི་སྟེང་དུ་ནི། །ཏིག་ཏ་བསྐོལ་ནས་བཏུང་བ་ན། །ཡི་ག་རིམ་རྒྱས་མ་ལུས་སེལ་བར་བྱེད། །གཙེར་ཀ་རོ་བཅའ་སྒ་དང་། །སྨྲེ་ཉེས་བསྐོལ་བའི་ཁུ་བ་ལ། །པི་པི་ལིང་གི་ཕྱེ་མ་གདབ། །རིམས་ཀྱིས་ཡི་ག་འཆུས་པ་དང་། །ལུད་པ་དབུགས་མི་བདེ་བ་གཟེར། །མེ་དྲོད་ཉམས་དང་ཆམ་པ་འཇོམས། །

【译文】悬钩木

状如蔷薇悬钩木，果实红色味甘甜，果实食后治流感。宽筋藤和悬钩木、
干姜藏木香配伍，煎汤内服治培根、呼吸不顺胃口坏、烟传疫疬两肋痛。
上方加配獐牙菜，煎汤内服治胃病。干姜配伍悬钩木、宽筋藤等煎取汁，
调入荜茇粉内服，治疗疫疬胃口坏、咳痰呼吸不畅痛、胃阳衰弱和感冒。

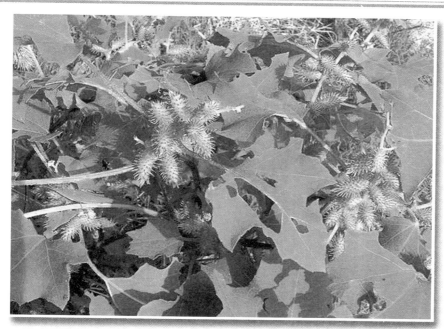

苍耳籽　ཉེའུ་ཚེར་མ།

169. ཉེའུ་ཚེར་མ།

ཉེའུ་ཚེར་མ་ནི་མདངས་དང་ལྡན། །བོང་ང་དཀར་པོ་ས་སྦུ་ལྡང་། །ཨ་རུ་ར་དང་བཙན་ས་
བསྒོལ། །ཞུ་ཝོ་སྦྱང་བྱེད་པ་ཡི་ནད། །ནད་རྣམས་ཀུན་སེལ་འབྱུད་པར་བྱ། །ཉེའུ་ཚེར་འབྲས་བུ་སོགས་ཀུན་
འབྱར། །ནད་ཀྱི་འབྲས་བུ་ཚེར་མའི་མདོག་དང་འད། །

【译文】苍耳籽

具有色泽苍耳籽，配伍诃子白乌头、生姜草原老鹳草，煎汤取汁配乳酪，

内服清泻诸种病，苍耳籽实处处粘，内仁颜色如同刺。

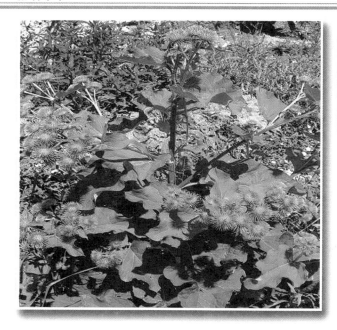
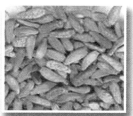

牛蒡籽　བྱི་བཟུང་བ།

---

170. བྱི་བཟུང་བ།

བྱི་བཟུང་བ་ཞེས་བྱ་བ་སྟེ། །གཟེ་མ་སྨུག་མའི་རྩ་བ་འདྲ། །དོང་ཁ་ཨ་རུ་ར་དང་བསྒོལ། །སྦྲང་རྩི་བཅས་ སྦྱོར་མཆིན་ཏི་དང་། །ཚ་བའི་ཟད་ཀྱི་གཅིན་འགགས་སེལ། །

【译文】牛蒡籽

所说草药牛蒡籽，果如蒺藜根羌活。配伍诃子腊肠果，煎汤调入蜂蜜服，
治疗横膈膜疾病，并治热症之尿闭。

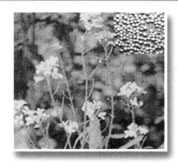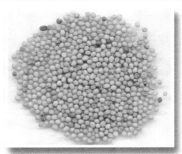

白芥籽　ཡུངས་དཀར།

171. ཡུངས་དཀར།

ཡུངས་དཀར་འབྲས་བུ་སྒོང་ལ་མེར། །མེ་ཏོག་སེར་པོ་གང་བུ་ཅན། །རང་གི་ནུས་པས་ཤ་མདངས་
ལེགས། །ཡུངས་དཀར་ཡི་རོ་ཤུ་དག་དང་། །རྒྱམ་ཚྭ་བཏབ་པའི་ལྟེ་གུ་ཡིས། །གདོང་བཀྲུས་ཟླ་བའི་འོད་
བཞིན་འགྱུར། །ཡུངས་དཀར་རྒྱལ་པོའི་སྨན་ཞེས་བྱ། །

【译文】白芥籽

色黄似蛋白芥籽，花朵黄色有果荚，自身功效增肌色。白芥籽汁藏菖蒲，

加光明盐配成糊，洗面如同妙月容，白芥籽为君王药。

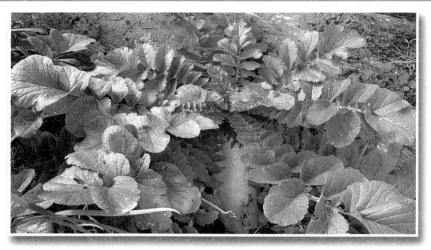

萝卜　ལ་ཕུག

172. ལ་ཕུག

ལ་ཕུག་ལོ་མ་ཡུ་བ་ཅན། །མེ་ཏོག་དཀར་ལ་རྩ་བ་དཀར། །རྩ་བ་ཞིན་ཏུ་རོ་དང་ལྡན། །རང་གི་ཉུས་
པས་མ་ཞུའི་ནད། །འཇོམས་པར་བྱེད་པ་ཁྱད་པར་འཕགས། །ལ་ཕུག་བཅངས་པའི་ཁུ་བ་ནི། །བཙིར་ནས་རྣ་
བའི་ནད་དུ་བླུགས། །མགོ་ཡི་ནད་རྣམས་སེལ་བར་བྱེད། །ལ་ཕུག་སྐམས་པའི་ཕྱེ་མ་ནི། །ཆུ་བསྐོལ་ཕུལ་བས་མ་
ཞུ་འཇོམས། །ལ་ཕུག་རྩེན་པ་ལ་ཤད་ཀྱིས། །བདར་ནས་ཚོད་མ་བྱས་པ་ན། །མ་ཞུ་བ་ནི་སེལ་བའོ། །ལ་ཕུག་ཁུ་
བས་རྣ་བའི་ནད་རྣམས་སེལ། །ལ་ཕུག་འཁར་དུ་བསྐོལ་བྱས་ནས། །རྣ་བའི་ནད་དུ་བླུགས་ན་ནད་རྣམས་
སེལ། །

【译文】萝卜

萝卜叶片有叶柄，花朵白色根茎白，根茎非常有滋味，专门治疗未消化。

萝卜捣碎取其汁，过滤滴耳治头病。晒干萝卜研成粉，开水冲服治滞食。

萝卜镲细生着吃，治疗食物未消化。萝卜鲜汁疗耳病，萝卜青铜锅中煮，

取汁滴耳治耳病。

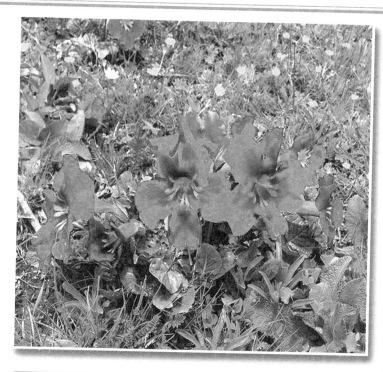

密生波罗花　ཁྱུག་ཚོས་དམར་པོ།

173. ཁྱུག་ཚོས་དམར་པོ།

ཁྱུག་ཚོས་དམར་པོ་ས་རྟེ་འདམ། །སྐྱང་ལ་སྐྱེ་བར་བྱེད་པ་ཡིན། །མེ་ཏོག་དམར་ལ་ལོ་མ་ནི། །ཁྱད་པོ་ནག་གཱན་དུ་སྐྱེ། །མེ་ཏོག་ནང་ན་རྡོ་རྗེ་རྒྱས། །རང་གི་ཤུགས་པས་རླུང་འཁྱམས་འཇིག །རླུང་ཐབས་རླུང་ནི་གྱེན་ལོག་ན། །ཁུལ་ཏོག་དང་སྦྱར་ཞབས་སུ་གཞིབ། །ཁྱུག་ཚོས་མེ་ཏོག་ཚ་བའམ། །ཀྱང་ཙ་བ་ཡི་རུས་ཚེའམ། །དེ་དང་ཁུལ་ཏོག་ཆུར་བསྐོལ་སྦྱིན། །

【译文】密生波罗花

红花密生波罗花，生在沃土草山坡，花红叶硬叶缘裂，花心花蕊如金刚，功效消散隆聚滞。绞痛和隆上逆痛，配伍碱花涂敷足，波罗花根或茎根，配伍碱花开水服。

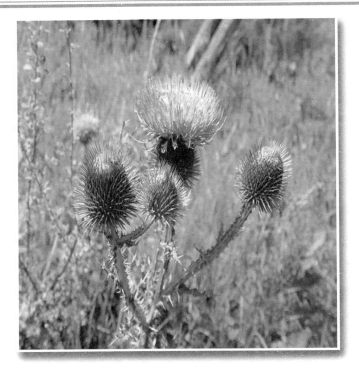

飞廉　ཐུང་ཚེར་ནག་པོ།

174. ཐུང་ཚེར་ནག་པོ།

ཐུང་ཚེར་ནག་པོ་ཞེས་བྱ་བ། །ལོ་མ་ཉག་ག་ཚེར་ཅན་སྟེ། །སྡོང་པོ་རིང་ལ་མཉེན་པ་སྟེ། །མེ་ཏོག་རྟ་ཡི་དོམ་དོམ་འདྲ། །རང་གི་ནུས་པས་རྨ་ཡི་སྨན། །ཐུང་ཚེར་བ་དང་རེ་ལྕོག །ཐུང་སྤོས་འདམ་བུ་རེལ་ཚན་བ། །བལ་བུ་མཚེ་དང་ཤུག་པ་དང་། །ཀྱི་ལྕེ་སྨུག་ག་འབམ་པོ་དང་། །ཕུར་མོ་ཤུག་པའི་ཤིན་ཁྲེར་དང་། །ལ་ཕོ་གཙལ་ཅ་ཅེན་རྣམས། །ཁྱམས་བྱས་འབྲས་ནི་ཁྲེར་མི་སྲང་། །འབྲས་ཀྱི་ལྕེ་རྗེས་བཅད་པ་ཡིན། །

【译文】飞廉

所说草药之飞廉，叶片深裂被刺毛，茎秆较长而柔韧，花朵状如马缨子，
自身功效治伤疮。飞廉配黄帚橐吾、甘松麻黄沿沟草、小叶杜鹃和圆柏、
蕨叶藁本草玉梅、秦艽大肉结血蒿、喜马拉雅紫茉莉、刺柏叶等罨敷疮，
肿核疮类不发作，彻底断除肿核疮。

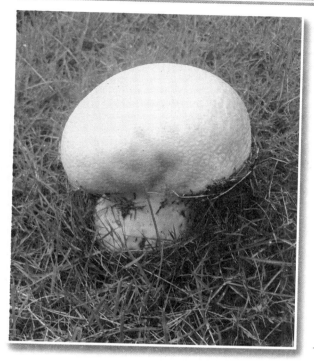

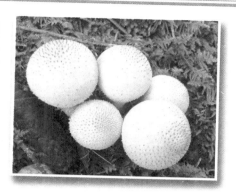

马勃 ཕ་བ་དགོ་དགོ།

175. ཕ་བ་དགོ་དགོ།

ཕ་བ་དགོ་དགོ་ཞེས་བྱ་བ། །དཀར་པོ་དངུལ་གྱི་ལྕི་བ་འདྲ། །ཞན་ནས་དུད་པ་ལྟ་བུ་ཐུལ། །རང་གི་ནུས་པས་ཁྲག་གཅོད་སྨན། །ཁ་གོལ་གས་ནེ་ལོ་མ་དང་། །ཉ་མཁྲིས་དོམ་མཁྲིས་མི་མཁྲིས་རྣམས། །ལ་བསྲེགས་པ་ཡི་ཐལ་བ་ཞེས། །དྲང་སྲོང་མཛེན་ཞེས་ཅན་གྱིས་གསུངས། །ཆུ་དང་སྦྱར་ལ་ཁོག་ལ་བཏུང་། །ཚེ་ཡི་ཁྲག་རྣམས་གཅོད་པར་བྱེད། །སྦྲ་ཚིལ (སྦྲང་རྩི་བཅུད་ཀྱི་སྦྱིགས་མ) དང་སྦྱར་རིལ་བུ་བྱས། །ཁྲལ་འཛག་ཚ་ལ་བྲན་པ་ན། །ཚེ་ཡི་ཁྲག་རྣམས་གཅོད་པར་བྱེད། །

【译文】马勃

所说菌类之马勃，色白状如银牛粪，老时内散烟状物，自身功效止血药。

马勃嘎尼之叶片、鱼胆熊胆和人胆、称为未烧之灰方，通慧仙人如是说，与水配伍口中服，可治血管大出血。配伍蜂蜡制成丸，伤疮湿痛血滴沥、伤疮出血皆能止。

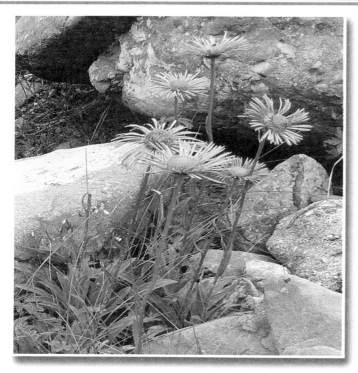

紫菀　　ཨེ་ཏོག་ལྱུག་མིག

176 . ཨེ་ཏོག་ལྱུག་མིག

ཨེ་ཏོག་ལྱུག་མིག་ཅེས་བྱ་བ། །འབྲས་བུ་སེར་ཁལ་མཐིང་གའི་མདོག །སྡོང་པོ་ཅེ་རེ་སྐྱེ་བ་སྟེ། །རང་གི་ནུས་པས་འབྲས་ཀྱི་སྨན། ཨེ་ཏོག་ལྱུག་མིག་སྲུབ་ཀ་དང་། །དཔྱི་ལྱོང་རྣམས་དང་ཤུ་དག་དང་། །རུ་རྟ་སྱུར་ནས་རྣུལ་ལྱུག །འབྲས་དང་རྣ་འབྲས་དྱུང་ནས་འབྱིན། །ཨེ་ཏོག་ལྱུག་མིག་ཐ་རམ་པ། །བྱ་རྐོག་འོར་བུ་ཀ་ར་མཚལ། །ཁྲ་ལ་བྱུགས་ན་ཤ་འབུ་གསོ། །ཨེ་ཏོག་ལྱུག་མིག་སྐྱ་ར་ར། །དོམ་མཁྲིས་ཀ་ར་སྦྱར་བ་ཡིས། །ཁྲ་རྣམས་འབྱོར་བར་བྱེད་པ་ཡིན། །

【译文】紫菀

所说草药之紫菀，果实灰黄现青色，茎秆单一向上长，自身功效治核肿。

紫菀配伍草玉梅、铁线莲和藏菖蒲、川木香调敷恶疮，引出核肿和疮疖。

紫菀配伍平车前、肉果草白糖朱砂，涂敷伤疮育新肌。紫菀配伍禹粮土，再配熊胆和白糖，功效能愈伤和疮。

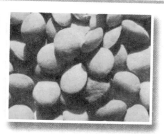

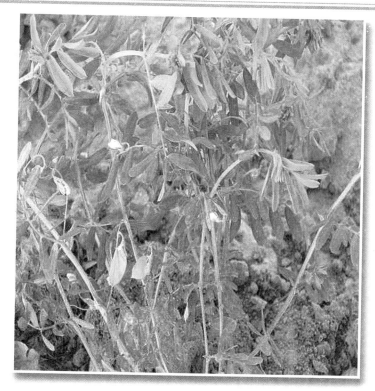

小豆 ষ্থব་ཆུང་།

177. ষ্থব་ཆུང་།

ষ্থব་ཆུང་ཞེས་བྱ་སྲན་ཆུང་འདུ། །མེ་ཏོག་པདྨ་འདྲ་སྟེ་ཆུང་། །འབྲུ་གུ་གྲོ་བོ་སྲན་མ་འདྲ། །རང་གི་ནུས་པ་བསིལ་བ་སྟེ། །ཚད་པའི་ནད་ལ་ཕན་པར་བཀོད། །ষ্থব་ཆུང་རྐྱང་པའི་ཚོད་མའམ། །ཟན་དུ་བྱས་ན་དང་ག་འབྱེད། །སྲུབ་བཙས་བྱས་པའི་ཚོད་མའམ། །ষ্থব་ཆུང་ཟན་གྱི་དང་ག་འབྱེད། །དང་ག་འབྱེ་བའི་སྨན་ཡིན་ནོ། །

【译文】小豆

小豆状似小棘豆，花似莲花而较小，种子状如赤小豆，自身性效皆为凉，可以治好各热症。单一小豆做成菜，或做糌粑开胃口。或与草玉梅做菜，或用小豆做糌粑，进食开胃增食欲，故为开胃增食药。

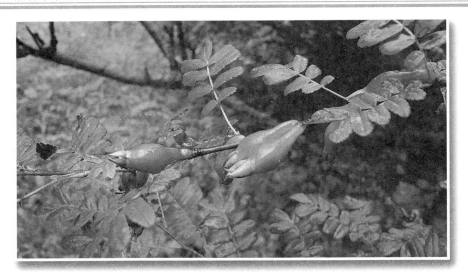

峨眉蔷薇　ཤེ་བ།

178．ཤེ་བ།

ཤེ་བའི་ཤིང་ཞེས་བྱ་བ་ནི། སྟོང་པོ་མཉེན་ལ་རྐང་བུ་ཅན། ཤེ་ཏོག་དཀར་ལ་འབྲས་བུ་དམར། རང་
གི་ནུས་པས་རིམས་ལ་ཕན། ཤེ་བའི་འབྲས་བུ་དམར་པོ་དང་། ཁྲོའོ་དང་ནི་སྲན་མ་དང་། གྱུར་གུམ་སྦྱར་
བསྐོལ་ཁྲུ་བ་བཏང་བ་ན། ཚོས་པས་ཚིག་པ་སོས་པ་དང་། རིམས་ནད་ཐམས་ཅད་ཀུན་ལ་ཕན། །

【译文】峨眉蔷薇

所说峨眉蔷薇花，树干坚柔并有髓，花朵白色果红色，自身功效治疫疬。

峨眉蔷薇红色果，配伍荞麦和豌豆，并配红花煎汤服，治疗烧伤和烫伤，

并治一切疫疬病。

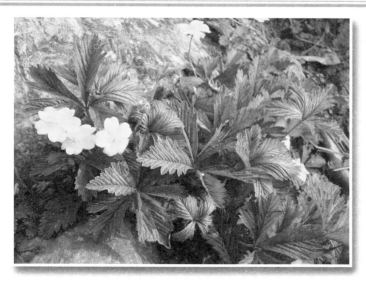

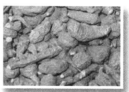

蕨麻 ྒྲོ་མ།

179. ྒྲོ་མ།

ྒྲོ་མ་ཞེས་བྱ་ལོ་མ་སྐྱ། །མེ་ཏོག་ཁ་དོག་སེར་བ་སྟེ། །ཚ་བ་རྡོག་པོ་ཀུན་གྱིས་ཟ། །རང་གི་ནུས་པ་བསིལ་བ་སྟེ། །སྟོན་ཀའི་ྒྲོ་མ་བཟང་པོ་དང་། །བུ་རམ་དང་ནི་བྲའོ་དང་། །བསྲེས་ནས་བཏགས་ཏེ་ཟན་རོན་བྱ། །ཟ་ན་ཚད་པས་འཁྲུ་བ་གཅོད། །སྐྱུ་རུ་སྐྱུའི་འབྲུ་གུས་དབྱེ། །ཤིང་པོ་ཚ་ཆག་གང་བར་བཏང་། །ཁ་གང་བའི་ཚ་བ་ཆུ་སྐོལ་བཏང་། །ཞས་གསར་ བྲའོའི་ཟན་དུགས་བྱ། །ཚད་པས་འཁྲུ་བ་སེལ་བར་བྱེད། །ཡང་ན་ྒྲོ་མ་སྐམ་པོ་དང་། །མོན་ྒྲ་སྐྱམ་པོའི་ཕྱེ་མ་རྣམས། །ཟན་རོན་བྲོས་ན་འཁྲུ་བ་ཆད། །སྐྱོག་སྐྱུའི་མར་བསྐོལ་ནས་ནི། །སྐོམ་དུ་གཏང་བར་བའོ། །ཚད་ནད་སེར་སྐྱ་འཁྲུ་བ་གཅོད། །ཚད་འཁྲུ་གཅོད་པར་བྱེད་པ་ཡིན། །

【译文】蕨麻

所说蕨麻叶灰白，花朵颜色为黄色，根为块根众皆食，自身性效皆为凉。
秋采蕨麻品质好，配伍红糖和荞麦，混研做成热面团，进食能够止热泻。
配伍小果白刺果，小杯薄酒送服后，能够解除口干渴。此方醇酒开水服，
新稞荞麦面团罨，能够治疗热腹泻。或者选用干蕨麻，配伍头花蓼研粉，
制成热面团进食，功效能够止腹泻。配伍大蒜用奶煮，口渴之时适当服，
治疗热症灰黄泻，是为热泻之良药。

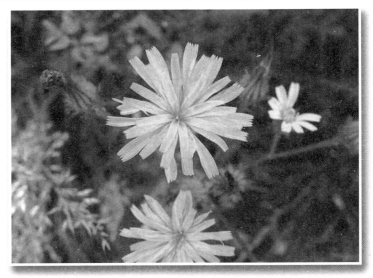

白毛连菜　　རྒྱ་ཁྱེར་མང་དཀར།

180. རྒྱ་ཁྱེར་མང་དཀར།

རྒྱ་ཁྱེར་མང་དཀར་ཞེས་བྱ་ནི། །ཚ་བ་རྩ་པ་འདྲ་སྟེ་མངར། །ལོ་མ་ཁྱེར་མང་རིགས་སུ་སྐྱེ། །མེ་ཏོག་སེར་
པོ་མདངས་དང་ལྡན། །རང་གི་ནུས་པས་ཚད་པའི་སྨན། །རྒྱ་ཁྱེར་ལ་ཁྱེར་ཞེས་ཀྱང་བྱ། །ཁྱེར་མང་པ་དང་
སྦྱར་བ་ཡིས། །ཚོད་མ་བྱས་ན་ཚད་ནད་སེལ། །ཁྱེར་བོང་ང་དཀར་པོ་དང་། །བི་ཤོང་རྩི་དང་རྒྱ་བྱུས་
དང་། །གར་མཚལ་དཀར་སྦྱར་བ་ཡི། །རྨ་ཡི་ཞང་དུ་བཏབ་པ་ན། །རྨ་རྣམས་ཀུན་གྱི་གསོ་སྨན་ཡིན། །

【译文】白毛连菜

所说白毛连菜药，根似茅草其味甘，叶片状如蒲公英，花朵黄色有光泽，

自身功效清热药，又称加库和瓦库。配伍蒲公英做菜，进食之后治热病；

甘青乌头毛连菜、迭裂黄堇和苜蓿、白糖银朱*配成散，撒敷伤疮之口内，

治诸伤疮之疮药。

★　银朱：白朱砂。

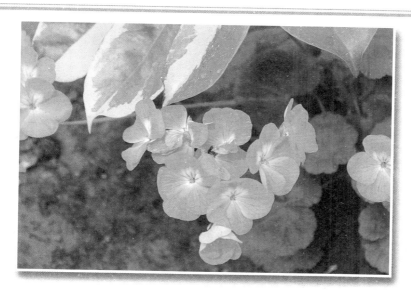

束花报春　　ཨེ་ཏོག་བསིང་མ།

181. ཨེ་ཏོག་བསིང་མ།

ཨེ་ཏོག་བསིང་མ (ག་བྱུར་ཤོ་ཁབ) ན་ལ་སྐྱེ། ཨེ་ཏོག་དམར་པོས་ན་མདོག་བསྒྱུར། རང་གི་ནུས་པས་མགོ་ཁྲ་གསོ། བསིང་མའི་ཨེ་ཏོག་སྤྱ་ཁ་བ། ཇ་གོ་བ་དང་བོང་དཀར། ཁྱི་གུ་གཤེར་ཐིག་པ་ཏོ་ལ། ཁྱུང་རྩེ་དོ་བོ་འདི་རྣམས་ཡིན། ཁ་ཚར་དུ་རུ་ཀུ་དག་གདབ། མགོ་ཡི་རྨ་ནད་སེལ་བར་བྱེད། བསིང་མའི་ཨེ་ཏོག་དོས་མཉིས་དང་། བྲུ་རྩི་དང་ནི་སྦྱར་བ་ཡིས། ཉེན་རྣམས་གཅོད་ཅིང་འདྲུབ་པར་བྱེད།

【译文】束花报春

束花报春生草滩，花朵红色滩变色，自身功效治头疮。束花报春和棘豆、
独一味和白乌头、瓦韦鸦葱翼首草，配伍煎汤再调入，川木香和藏菖蒲，
治疗头部之伤疮。束花报春川木香、熊胆配伍外涂敷，去除疣瘊平伤疤。

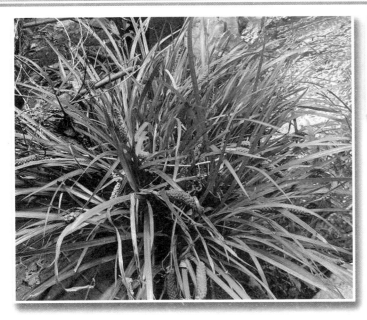
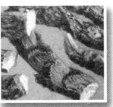

藏菖蒲　ཤུ་དག

182. ཤུ་དག

ཤུ་དག་ཆུ་ཡི་ནང་དུ་སྐྱེ། །ལོ་མ་སྲུད་ནས་མར་དང་རིལ་བུ་བྱས། །ཡང་ན་ཆུ་ལ་བསྐོལ་བའམ། །སྦྱང་མ་ཁུ་བ་བཏབ་ན་ཕན། །མཚོག་ཏུ་གློ་བའི་ནད་ལ་ཕན། །མངལ་དུག་ཕོག་གས་ཤ་མ་ཐོགས། །དེ་ཡི་རྩ་བ་སྲང་གཉིས་ཚམ། །ཆུ་ཕུལ་དོ་ལ་བཞི་ཆས་འགྱུར། །ཤ་མ་ཐོན་ན་མར་ན་བདུག །ཡང་ན་ཕྱེ་མ་ཕོ་ཆུམ་དོ། །ཆུ་ལ་ཐུན་གཉིས་ཐུན་གསུམ་གཏོང་། །

【译文】藏菖蒲

菖蒲生在水中间，叶片捣泥配酥油，泛丸内服治肺病，或者煎汁或浸汁，内服有益肺部病。子宫中毒胞衣留，菖蒲之根取二两，加水二普火煎熬，煎至四分之一时，胞衣不下可熏罨，或者研粉取两撮，水服两剂或三剂。

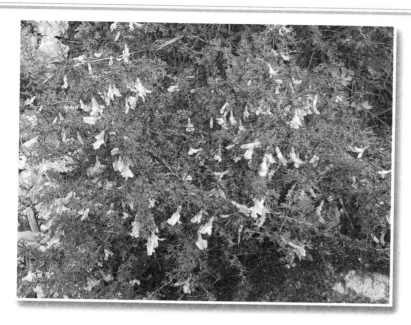

短叶锦鸡儿　ཟ་མ།

183. ཟ་མ།

ཟ་མ་ཞེས་བུ་ཚེར་མའི་རིགས། །མེ་ཏོག་སྲན་མའི་རིགས་སུ་འདུ། །འབྲས་བུ་ཕྲེང་བུ་ཅུང་ཙམ་སྐྱེད། །ཟ་མའི་མེ་ཏོག་རང་ནུས་ཀྱིས། །འབྲས་ཀྱི་སྐྲང་ཁྲིག་ཚ་བ་སེལ། །ཟ་མའི་མེ་ཏོག་ཛ་ནས་ཏི་ཤ། །མེ་ཏོག་ལུག་མིག་པ་དང་ནི། །ཤུག་པ་སྟིན་ཁྲེར་ལོ་མ་དང་། །ཕུར་མོང་ཀུན་ཅིག་ལོ་མ་ཡིས། །འབྲས་ཀྱི་རིགས་ནི་གང་ཡིན་ཀྱང་། །འབྲས་ཀྱི་སྐྲང་ཁྲིག་ཚ་བ་སེལ། །དྲང་སྲོང་མཆོག་ཤེས་ཅན་ཀྱིས་གསུངས། །

【译文】短叶锦鸡儿

短叶锦鸡为刺类，花朵形状似豆类，果实稍许带果荚。花朵自身之功效，
清除核肿扩散热。锦鸡儿花猪殃殃、紫菀花和刺柏叶、单生结血蒿之叶，
诸药配伍组成方，任何一种肿核疮，扩散之热皆清除，通慧仙人如是说。

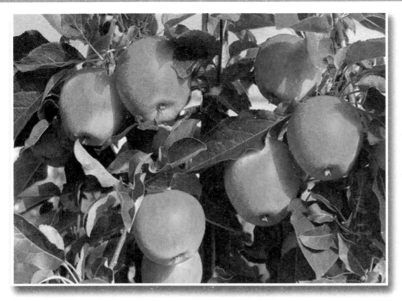

苹果　ཀུ་ཤུ།

184．ཀུ་ཤུ།

ཀུ་ཤུ་ཞེས་བྱ་ལམ་བུ་འདྲ། །འབྲས་བུ་ཤུན་པ་ཟེ་ཀུ་རྣམས། །གཅིག་ཏུ་རྩོས་ན་མངར་བ་སྟེ། །རང་གི་ནུས་པས་སྙིང་ནད་སེལ། །རྒྱུ་མ་འཁྲུག་ཅིང་ན་སྟེ་འཁྲུ། །དེ་ལ་ས་ལ་ཁུང་བུ་རྐོ། །ཞུང་དུ་མེ་བཞག་སྟེང་དུ་བཞག །དེ་ཡི་ནང་དུ་ཀུ་ཤུན་དང་། །ཁལ་བུ་སྲུབ་མ་གསུམ་བཙོས་ལ། །ཁ་ནི་རས་པ་སང་སིང་བཅད། །དེ་སྟེང་ནད་པའི་འཕོངས་ནས་བདུག །འཁྲུ་དང་རྒྱུ་མ་ན་བ་སེལ། །

【译文】苹果

苹果形状似桃子，果实皮薄吃时甜，功效治疗心脏病、小肠鸣响和腹泻。

地上挖个小土洞，洞中生火搭口锅，苹果皮和草玉梅、小叶杜鹃三药煮，

洞口铺块稀薄布，上熏病人之臀部，治疗腹泻小肠痛。

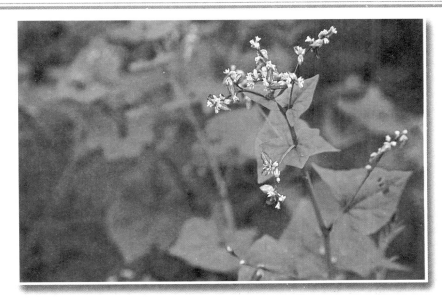

荞麦　ᄫᄫ

185 . ᄫᄫ

ᄫᄫᄫᄫᄫᄫᄫᄫᄫᄫᄫᄫᄫᄫ ᄫᄫᄫᄫᄫᄫᄫᄫᄫᄫ ᄫᄫᄫᄫᄫᄫᄫᄫᄫᄫᄫᄫ ᄫᄫᄫᄫᄫᄫᄫᄫᄫᄫᄫᄫ ᄫᄫᄫᄫᄫᄫᄫᄫᄫ ᄫᄫᄫᄫᄫᄫᄫᄫᄫᄫ ᄫᄫᄫᄫᄫᄫᄫᄫ ᄫᄫᄫᄫᄫᄫᄫᄫᄫᄫᄫ ᄫᄫᄫᄫᄫᄫᄫᄫᄫᄫᄫᄫᄫ

【译文】荞麦

荞麦茎果似金刚，功效治疗小肠病。小肠疼痛又鸣响，荞麦盐奶炒制后，
制成面团热罨熨，哪处疼痛罨哪处，肠鸣疼痛皆消除。荞麦面团蒲公英，
做菜吃时利热病。

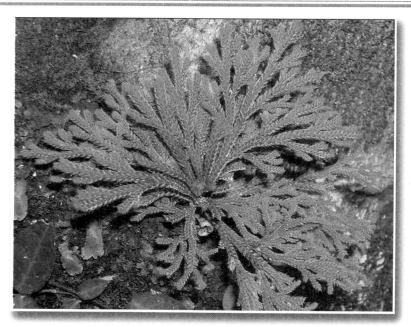

垫状卷柏 ཤུག་ཐེར།

186. ཤུག་ཐེར།

ཤུག་ཐེར་ཞེས་བྱས་ཀླད་ནད་སེལ། །ཕྱེ་མ་སྣ་བུག་ནང་དུ་སྒྲུག །རྣ་བ་བཟུང་ནི་བ་བལ་ཀྱིས་བཙང་། །
གཡའ་ཞིང་ཆུ་སེར་བྱུང་ན་ཕན། །རྫས་ལ་མར་ཁུའི་ཐིགས་པ་འགའ། །བལ་ཞིན་དག་གིས་བཏིག་པར་བྱ། །
མིག་ནད་ལིང་ཐོག་ཚག་པོ་དང་། །དཀེའི་གཡེན་སྟོན་པོ་དམར་པོ་ལ། །ལོ་མ་བཙོར་བའི་ཁུ་བའམ། །རྩ་བ་ཆུ་
ལ་བདར་བ་ཡིས། །ཁུ་བ་མིག་ཏུ་སྒྲུག་ན་ཕན། །སོ་ཡི་སྟིན་ལ་སོ་བར་དུ། །བཞག་ལ་སོ་ཡིས་བཟུང་ན་
ཕན། །ཁ་སྐམ་ལྕེ་དང་སོ་ནད་ལ། །ཤུག་ཐེར་སྐྱེར་པའི་བར་ཤུན་ཆུར་ན་ཕན། །མི་ཡི་སྐྲ་དང་རྟ་ཡི་རྔོག་མ་
དང་། །སྣ་ནད་ཤུ་བ་དག་ལ་བསྐུས་ན་ཕན། །

【译文】垫状卷柏

垫状卷柏治脑病，研粉吹入鼻孔中，耳内伤风棉花塞，可治发痒出黄水，
其后酥油滴几滴，要用棉花扦子滴。眼病翳障和羞明、青光重视和目赤，
叶汁混上磨根水，汁液滴眼治眼疾；放在虫牙齿缝间，咬住牙关治牙痛。
口渴舌病牙齿病，小檗中皮和卷柏，口中含噙可疗疾。对于鼻病黄水疮，
配伍人发马鬃涂。

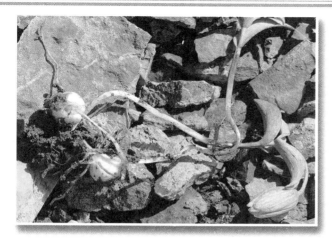

梭砂贝母　ཨ་བྱི་ཁ།

187. ཨ་བྱི་ཁ།

ཨ་བྱི་ཁ་ཞེས་བྱ་བ་ནི། སྟོང་པོ་ལོ་མ་ར་མཉེ་འདྲ། ཕོ་རིགས་མེ་ཏོག་སེར་པོ་དང་། མོ་རིགས་མེ་ཏོག་
དམར་སེར་དང་། ཁ་ནི་ཐུར་ལ་བལྟ་བ་ཡིན། འབྲས་བུ་ཨ་རུ་ར་ཡི་ནི། སྐྲིན་པོ་འདྲ་སྟེ་གསུམ་ཚན་ཅོང་།
ཙ་བ་སྦྲོག་ཅིག་མ་དང་འདྲ། དབྱིག་ཞེས་འདུ་སྟེ་སྐྱང་ལ་སྐྱེ། རང་གི་ནུས་པས་མགོ་ན་གསོ། ཆུ་ཙ་དང་ནི་
དོམ་མཁྲིས་དང་། བྱ་རོག་ནོར་བུ་སྐྲལ་རྒྱལ་སྤུར། མགོ་ཡི་ན་ལ་ཡང་ཡང་གདབ། ཡང་ན་དེ་གསུམ་སྟེང་
དུ་ནི། ཁ་གྲམ་ཟིད་བུ་ཅེ་ཡང་བསྟན། སྐྲི་ཉེར་སྐྲོ་བའི་སེར་པོ་དང་། ཞིང་ཚལ་བག་ཕྱེས་མནན། ཕྱེ་
གུ་མ་སྟེ་བྱུགས་ན། སྐྲི་ཉེར་སེལ་ཞིང་ཕྱིར་མི་འབྱུར། ཙ་ཚད་བེ་གུ་ཅེ་དང་ནི། བྱད་མེན་བདུ་རྒྱས་
མནན། ཡང་ན་སྦོར་བ་ལུགས་གཉིག་ལ། ཨ་བྱུག་ཤིག་ཏུ (ཀྱི་སྟེའི་མེ་ཏོག) སྐྲི་ཞུར་གསུམ། ལུག་ཚ་
དོ་པོ་སྟེའི་ཚོ། ནུ་ནུ་མེ་ཏོག་གུར་གུམ་དང་། སྐྲང་ཚེ་སྦྱར་བའི་རིལ་བུ་དྲི། མགོ་ཡི་ན་རྣམས་གསོ་བར་
བྱེད། ཨ་བྱུག་མགོ་སྨན་རྒྱལ་པོ་ཡིན། འདི་ལ་སྦོར་སྡེ་དུ་མ་འབྱུང། ཨ་བྱི་ཙ་དང་དོས་མཁྲིས་དང་། ཙ་ཚ་
ཀུང་གཉིག་རྣམས་དང་གསུམ། ཚ་མཉམ་མགོ་ལ་བཏབ་ན་ཕན། མགོ་ཙ་དག་ལ་མཆོག་ཏུ་བཟང་། ཁའི་
གསོ་ན་རྒྱུན་འབྱམ་དགོས། ཙ་ཚད་སྐྲོ་བའི་སེར་པོ་བསྟན། ཉེས་པ་ཚག་ན་སྐྲི་ཞུར་བསྟན། སྐྲང་པ་བྱད་ན་
བྱ་ཏིག་བསྟན། འདི་ནི་གསང་བའི་སྨན་གཉིག་ཡིན།།

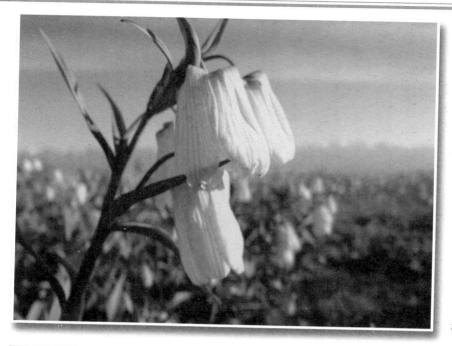

梭砂贝母 ཨ་བྱིད།

【译文】梭砂贝母

所说梭砂贝母药，茎秆叶片似黄精；雄株花朵为黄色，雌株花朵红黄色，
花口朝着下面看；果实状如诃子心，三颗连尾成簇生；鳞茎状似独头蒜，
状如涂酪生草坡；功效治疗头伤疮。配伍穗序大黄根、肉果草和黛赭石，
再加熊胆敷头疮。如若肌肉溃散时，在此三药基础上，宜加瓦韦敷头伤。
秃顶蛋黄及乳酪、再加硼砂面粉敷。制成糊剂敷诸疮，可治秃顶不复发。
脉管断裂加瓦韦，再加妇女经血敷；或者使用另一方，配伍秦皮靫新菊、
秦艽美丽风毛菊、毛茛红花川木香，再加蜂蜜泛成丸，治疗头部伤和疮，
靫新菊为头药王。此药配方有几种：梭砂贝母和熊胆、穗序大黄等份配，
撒敷头疮促愈合，治疗头疮之妙药；养育新肌加葡萄；脉道断裂加蛋黄；
骨头断裂加秦皮；脑脱之时加珍珠；此药是味秘密药。

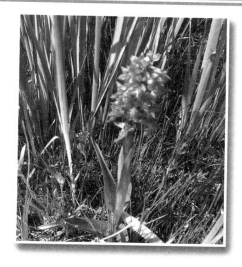

佛手参　དབང་པོ་ལག་པ།

188． དབང་པོ་ལག་པ།

དབང་པོ་ལག་པའི་རོ་ནི་མངར། །ཞིལུ་དང་རྒྱུ་འབྲས་སྐྱེ་བའི་རྒྱུ་སྐྱག༌ཁ། །ཁེ་དོག་བྱེ་པོ་སྐྲམ་ལ་སྐྲེ་བ་ཡིན། །ཚ་བ་མེ་ཡི་ལག་པ་འདྲ། །སོར་མོ་གསུམ་བཞི་ལྷ་བ་ཡོད། །དེ་ཡི་རྩ་བའི་འབྲེ་མ་ནོ་མ་དང་། །སྤུར་དེ་བསྐོལ་བ་ཕུལ་གང་ལུས་པ་གཏུང་། །ཡང་ན་ལོ་མ་བྱེ་ཕྱེད་དུ། །དབང་ལག་བྱེ་ཕྱེད་བཏབ་ལ་བསྐོལ། །བསྐྱང་ཅིང་བསྒུས་པ་ཞོ་དང་འ། །ཆུར་ཆུར་གྱུར་ན་རན་པ་སྟེ། །ཞས་རེ་བཟའ་ཐེས་གསུམ་གསུམ་བཟའ། །སྐྱོ་དང་མཁལ་ཀེན་ན་བ་དང་། །རྒྱུ་འགགས་པ་དང་རྒྱུ་ནད་དང་། །མཁལ་ནད་གཏིང་ནས་འབྱིན་པར་ཐུས། །རྒྱས་དཀར་དབུགས་བའི་ཐ་མདོག་དཀར། །སེམས་གསལ་རྩ་ནི་གཞོན་ལྱུར་འགྱུར། །ཡང་ན་མར་དབུ་རམ་དང་། །སྦྱང་རྩི་སྨན་མར་བུ་རམ་དག་ལ་སྦྱར། །ཕན་ཡོན་པོང་ན་དག་དང་འ། །དབང་པོ་བྱེ་མ་མེག་ཏུ་ནྲྗག །ཁ་བས་ཕྱེད་དང་ཚག་པ་དང་། །ཞིང་ཐོག་མེག་ནད་ཀུན་ལ་ཕན། །ལྷུས་པོ་བསྐམས་ན་མར་དང་སྱུར། །རོས་ན་ཚོན་པོར་འགྱུར་བར་ཨེ། །ལོ་མ་ཕུལ་ནི་རེ་རེ་ལ། །དབང་ལག་པོ་ཚུམ་རེ་བཏུབ་ནས། །ཞན་རེ་འཕྱངས་ན་ཚོན་པོར་འགྱུར། །སྱ་མཚན་འཚག་ལ་བཏུབ་ན་ཚོན། །ཏྲེས་ལ་འཐུང་ཕྱག་ཁྲུ་བ་བཏུང་། །མེས་ཚོག་པ་ལ་མར་དང་བསྐུས་ན་ཕན། །ལུས་ལ་འཐམས་དང་འགྱུམ་པ་དང་། །སྐྱང་པ་རྣམས་ལ་བསྐུས་ན་ཕན། །གྲི་བའི་ནད་དང་བརྣངས་པ་ལ། །རོས་པ་ཚམ་གྱིས་སོས་པར་བྱེད། །ཚིང་ནད་ཚམ་ལ་བུ་རམ་དང་། །སྤུར་ནས་བཏུང་ན་ཕན་པར་འགྱུར། །འབྲུས་པ་ཡུན་རིང་མཆིན་ནད་དང་། །ཁོག་དང་རྣག་ཏུ་འབླུ་བ་དང་། །ཕྱི་ས་འབགས་དང་སྐྲིགས་བུ་མང་། །འདི་རྣམས་ལ་ནི་རྒྱུན་དུ་ཡང་། །གྲོ་ཚང་དྲོན་མོར་བཏབ་ན་ཕན། །

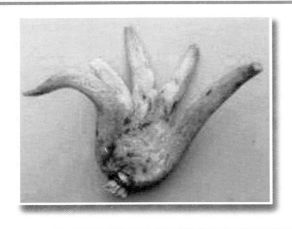

佛手参　དབང་པོ་ལག་པ

【译文】佛手参

佛手参之味甘甜，生在草地泉水边，旱地生者花白色，根子状如人手掌，
手指数为三四五。此根研粉牛奶煎，煎至一普口中服。或者牛奶取半升，
佛手参粉加半升，浓煎状如乳酪时，挑起挂线为适度，每天早晨服三匙，
肺痛肾痛和腰痛、小便闭结小肠病、肾病皆能连根除，抗老气顺肌肤白，
神智明晰阳力旺，脉搏如同年轻人。或配酥油和红糖、蜂蜜制成药酥油，
内服功效同上述。佛手参粉点眼睛，有益雪盲和羞明，可治翳障眼疾病。
身体干瘦配酥油，食后身体定丰腴。每一普量牛奶中，佛手参粉调一撮，
每晨服用体定丰。月经滴淋服后止，其后宜服稀米粥。火烧伤时配酥油，
外敷伤处速速愈。疖疮痘疹和肿胀，涂敷患处定有益。咽喉疾病哽咽症，
食用此药定痊愈。隆病配伍红块糖，内服定可治顽疾。腹泻不止和肝病、
血分疾病泻带脓、大便秘结呃逆多，调入热酒经常服，这些疾病可痊愈。

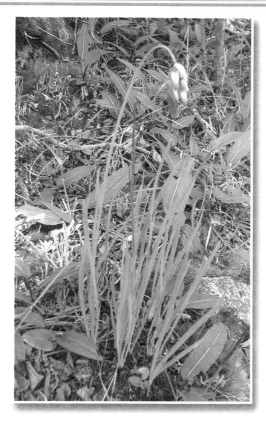

大花韭　རྒྱ་བ་སྨུག་པོ།

189. རྒྱ་བ་སྨུག་པོ།

རྒྱ་བ་སྨུག་པོ (སློག་རིགས་བདུན་གྱི་ནང་ཚན) རོ་ནི་ཚ་ཞིང་ཁ། །རང་བཞིན་དྲོད་ལ་རྨ་ནི་མྱུར་དུ་ གསོ། །སོ་ལ་སྲིན་ཞུགས་གྲང་བས་འཁྲུ་བ་དང་། །སྦོས་རྟུལ་བྱེད་དང་དྲོད་ཆུང་བ། །ཟས་མི་འཇུ་དང་པོ་བཞི་ སྲིན་ནད་དང་། །ཁ་བཚས་རྗེས་ལ་རླུང་པོར་རྣམས་ལ་ཕན། །དར་ཕྱག་དག་ལ་བཏབ་པ་ནི། །རླུང་ལྷམས་ ཅན་གྱིས་ཟ་བར་བྱེད། །

【译文】大花韭

大花韭药味辛苦，自性温而速愈疮。虫牙寒泻和胀满、虚汗阳弱食不化、
产后伤风胃虫病，诸病食用皆能愈。调入热粥常服用，隆病患者可痊愈。

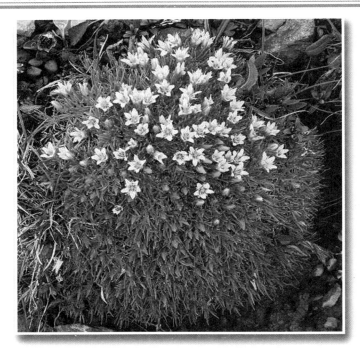

雪灵芝　ཨ་ཀྲོང་བ།

---

190 . ཨ་ཀྲོང་བ།

ཨ་ཀྲོང་བ་ནི་གྲང་དྲོ་སྙོམས། །བད་ཀན་ལུ་སྨུག་སྐྱོས་པ་དང་། །མ་ཞུ་བ་དང་འོང་པ་ཡི། །སྐྲན་ནད་ཀུན་ལ་ཕན་པ་ཡིན། །ཆུ་དྲོན་ནང་དུ་ཕྱུར་མགོ་རེ། །ཞན་རེ་རྒྱུན་དུ་སྔན་དེ་བཏང་། །གྲང་ནད་མི་སྐྱེད་ལ་ཟས་འཇུ། །ནུས་སྟོབས་རྒྱས་ཤིང་འདྲེ་གདོན་ཐུབ། །རྨོངས་ཐུབི་ནད་རིགས་ཀུན་ལ་ཕན། །

【译文】雪灵芝

雪灵芝药均寒热，可治培根和痰通、呕吐胀满未消化、体腔痞瘤等疾病。
温水之中调一匙，每天早上经常服，不生寒病化饮食，增强体力防鬼魅，
可治神志昏沉病。

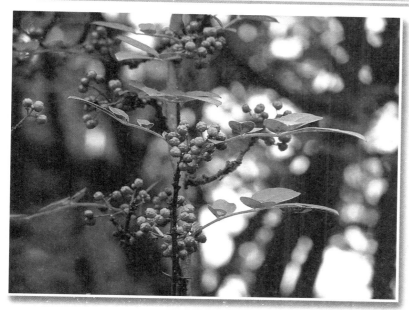
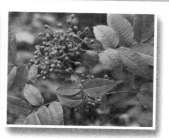

花椒　　གཡེར་མ།

191. གཡེར་མ།

གཡེར་མ་རྡོད་ནི་ཚལ་ཆུབ། །རྐྱང་ནད་མཁལ་ཀེད་གྲང་བ་དང་། །རྡོད་ཆུང་པོ་བའི་ཟས་མི་འཇུ། །སྲོས་ཊ་ལ་པོ་མཆིན་གྲང་ནད་འཁྲུ། །གཡེར་ཆེན་ཕྱལ་གསུམ་ཆུ་ཕྱལ་དོ། །བསྐོལ་བས་ཕྱལ་གང་ལུས་ལ་གཏང་། །

【译文】花椒

花椒性温味辛糙，治疗隆病肾腰寒、胃阳微弱食不化、胀汗胃肝寒病泻，
花椒三普水两普，浓煎一普口中服。

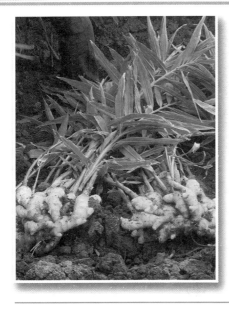

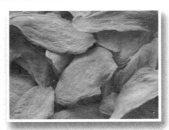

干姜 བཅའ་སྐྱ།

192．བཅའ་སྐྱ།

བཅའ་སྐྱ་རོ་ནི་མངར་ལ་ཚ། དུག་ཅན་མདའ་ཡིས་འཕོག་པ་ན། །ཁྲ་ཁར་བཏབ་ན་ཐན་པར་བྱེད། །ཁ་
བས་མིག་ཕྱེད་པ་ལ་ཡང་། །ཁྱ་བ་སྦྱང་ན་ཐན་པར་བྱེད། །ཆུ་འགགས་པ་ཡང་ཕྱིར་ལ་འབྱིན། །

【译文】干姜

干姜其味甘而辛，如若中了毒箭时，涂敷伤口可拔毒。雪地行走生雪盲，
内服姜汁可治愈，小便闭结亦畅通。

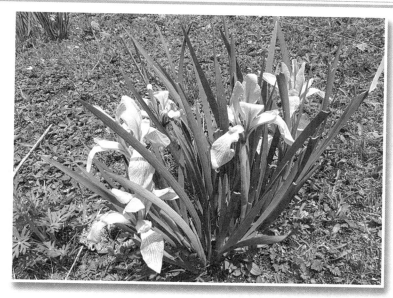

马蔺花　དྲེས་མའི་མེ་ཏོག

193 . དྲེས་མའི་མེ་ཏོག

དྲེས་མའི་མེ་ཏོག་མ་རུལ་བ། །གྲིབ་རྣམས་བྱས་ལ་ཞིབ་ཏུ་བཏགས། །དར་ཚགས་ཆུང་ལ་སྦྱང་ཚེར་བཙ། །སྦྱང་རྩི་མེད་ན་ཆང་ལ་བྱས། །རིལ་བུ་སྲན་ཆའི་གསུམ་གསུམ་བཏང་། །ཆུན་སྲན་བཞིན་ཏུ་ནངས་པར་བཏང་། །མཁལ་མེ་ནད་དང་རོ་སྦྱང་གི། །ནད་རྣམས་འགྲུ་བར་ཕྱུང་སྟེ་ཐབ། །

【译文】马蔺花

马蔺花朵未腐变，阴干研细过丝箩，浓缩蜂蜜泛成丸，若无蜂蜜酒泛丸，
药丸大小如豌豆，每日晨服三粒丸，肾腰疾病下身病，诸病均能泻出来。

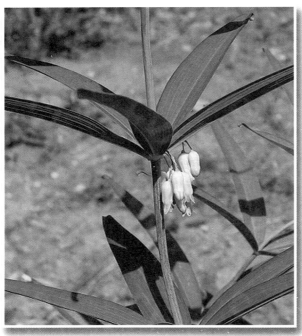

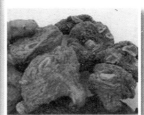

黄精　ར་མཉེ།

194. ར་མཉེ།

ར་མཉེ་རོ་མངར་ཡིད་ཚལ་ལ། །ཆུ་དང་ལོ་མ་མར་དུ་བསྲེགས། །ཞུ་དུ་མར་ལུས་ར་མཉེ་ཁྱེ། །ཁྱི་མ་ཁྱོར་གང་། །སྦྲང་རྩི་སྲང་གང་། །ཤ་སྲང་ཕྱེད། །བཏང་བས་རྒྱུན་སྨན་དགའ་ཏུ་བཏང་། །གློ་བའི་ནད་རྣམས་ཀུན་ལ་ཕན། །

【译文】黄精

黄精味甘有点苦，水乳酥油中煎煮，熔化留油取黄精，研成细粉取一掬，

配蜜一两姜半两，经常内服利肺病。

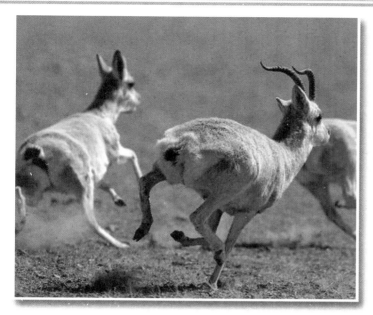

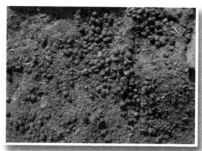

黄羊粪　དགོ་བའི་རིལ་མ།

---

195. དགོ་བའི་རིལ་མ།

　　མི་ཕྱུགས་ཤ་མ་ཚོན་པ་ལ། །དགོ་བའི་རིལ་མ་གྲི་རྩེ་གང་། །ཆུ་ལ་བཏབ་ལ་གཏང་བར་བྱ། །དུད་པ་ཡིས་ཀྱང་བདུག་པར་བྱ། །

【译文】黄羊粪

人畜子宫脱垂时，黄羊粪蛋一刀尖，调入水中口中服，同时烟熏可治愈。

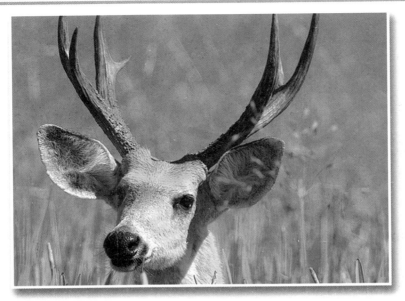

鹿角　ཤྭ་རྭ།

196．ཤྭ་རྭ།

ཤྭ་རྭ（ཤྭ་བའི་ར་རྐན）ཕྱིའི་རྗེག་པ་བོར་ལ། །ནང་གི་དཀར་པ་བཞར་བ་སྟེ། །སྐྱ་ངར་བཙོས་ལ་སེར་ཚམ་
བྱམ། །ཞིབ་ཏུ་བཏགས་ལ་ཕོ་ཚུམས་གཅིག །མར་སྲང་གཉིག་བཞུས་སྦྱར་ལ་བཏང་། །ཁྲག་ཏུ་འཁྲུ་དང་སྐྱ་བོར་
འཁྲུ་ལ་ཕན། །ཤྭ་རའི་ཕྱེ་མ་ཕོ་ཚུམས་གང་། །ཆང་ལ་སྦྱར་ནས་བཏང་གྱུར་ན། །མི་ཕྱུགས་ཤ་མ་ས་ལ་འབྱིན་
པར་བྱེད། །ཤྭ་རའི་ཕྱེ་མ་རྒྱུན་དུ་བཏང་གྱུར་ན། །རླུང་དང་མཁལ་ཁྲེད་ན་བ་དང་། །ཁོང་སྐྱེད་ལ་ཟས་འཇུ་
བར་བྱེད། །

【译文】鹿角

鹿角除去外表垢，剔除角内之白物，锅中炒至微发黄，研成细粉取一撮，
融酥一两配伍服，泻血便白皆可治。鹿角细粉一小撮，与酒配伍口中服，
人畜胞衣可排出。鹿角细粉经常服，治疗隆病肾腰痛，提升胃阳化饮食。

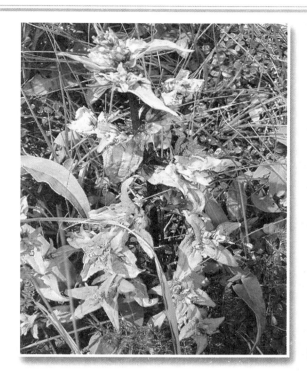

高山大戟　ཁྲོན་བུ།

---

197. ཁྲོན་བུ།

ཁྲོན་བུ་ཀྱུང་གི་ཀྱང་མར་སྦྱར་ལ་བསྐོལ། །ཆུ་ཡང་སྐྱེན་ལ་ཐིམ་པར་བཙོ། །ཨ་རུ་པི་པི་ཤིང་དང་སྤ་ཚེ་སྦྱར། །ཚ་བ་ཚན་ལ་ཆུ་ཡིས་བསིལ། །གྲང་བ་ཚན་ལ་ཆང་གིས་འཕུལ། །འདུ་བ་རྣམ་བཞི་འཁྲུགས་པ་སེལ། །རྗེས་དང་སྔོན་འགྲོ་སྤ་བ་ཡིན། །མིང་ནི་བདུད་རྩི་ཟར་བུའི་སྤྱོང་། །

【译文】高山大戟

高山大戟野驴髓，煎至水全渗入药，配诃子荜茇麝香，热症宜用凉水服，

寒症宜用酒送服，治疗四源紊乱症，先行断后皆容易，名为甘露清泻方。

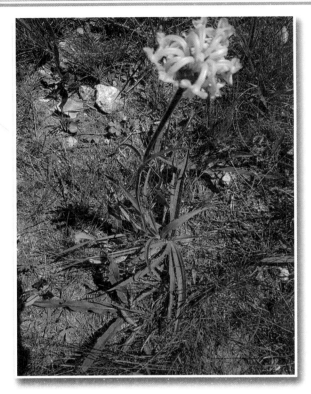

白刺参　 ཁྱི་ཁ་པད།

198．ཁྱི་ཁ་པད།

ཁྱི་ཁ་པད（སྦྱང་ཚེར་དཀར་པོ）ཀྱི་རྩ་བ་ནི། ར་ཡི་འོ་མའི་ནང་དུ་བསྐོལ། ཁུ་རམ་བཅའ་སྒ་ལ་དུ་
དང་། ཁྲུམ་ཚོ་ཟླ་ཚེ་སྦྱར་བ་ཡིས། ཕོ་བའི་མ་ཞུ་བད་ཀན་དང་། སྐྲན་དང་ལྷགས་རྡེག་རྙིང་བ་རྣམས། སྦྱོང་
བ་འདི་ཡིས་འཁྲུ་བར་འགྱུར། རྗེས་ལ་ཞེས་མེད་ཐུག་པ་བཏང་། །

【译文】白刺参

山羊奶煮刺参根，配伍红糖和生姜、诃子麝香光明盐，治疗培根不消化、
痞瘤陈旧铁垢病，服用此方清泻后，其后无灾服米粥。

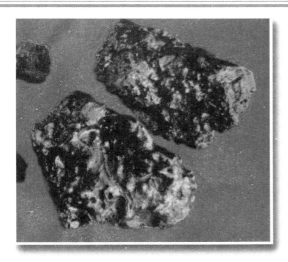

岩精　　བདུད་རྩི་བྲག་ཞུན།

199. བདུད་རྩི་བྲག་ཞུན།

བདུད་རྩི་བྲག་ཞུན་རོ་ནི་ཁ། སྐྲན་ཕྱེད་ཁྱོར་གང་ཆང་ལ་བསྐྲངས། །ཁུ་བ་ཟ་མ་གསུམ་ལ་བཏུང་། །མཁལ་ནད་དག་ལ་ཕན་པར་བཤད། །ལྐོགས་དང་སྲང་ལོ་སྲོག་ནད་ལ། །བྲག་ཞུན་ཆུ་ལ་བཏར་བ་ཡི། །ཕྱེ་ཀུ་བསྐུས་ན་ཕན་པར་བྱེད། །ཁུ་ཆོང་དུ་ནི་ནས་ལུས་པ་ལ། །བྲག་ཞུན་སྲང་ཕྱེད་ཆུ་དང་སྦྱར། །བཏང་ན་བུ་རོ་འབྱུང་བར་འགྱུར། །ཚ་བས་ན་བའི་སྐྲངས་ཀྱི་གནས་རྩིར་བཟང་། །ཆུ་འགགས་པ་ལ་བཏང་ན་ཕན། །

【译文】岩精

甘露岩精其味苦，半两一掬酒融化，取汁随着三餐服，可以治疗肾脏病。
对于狭窄咽喉病，岩精泡水敷有益。岩精半两配水服，死胎能够排体外。
热痛肿胀涂敷好，小便闭结可内服。

ཞེས་གསུངས་པས་འགྲོ་བ་སེམས་ཅན་ཐམས་ཅད་འདུ་བ་རྣམ་བཞིའི་ནད་ལས་ཐར་གྱུར་ཅིག །མཎྒལཾ། །

如是所述，唯愿众生从四蕴疾病中解脱！

吉祥如意！